Praxiswissen Hyposensibilisierung und Notfall-Behandlung

praxisnah und leicht verständlich

Dr. Wolfgang Exel

Notfall- und Praxis-Management

nupm.de

Autor:
Dr. Wolfgang Exel
Notfall- und Praxis-Management
exel@nupm.de
www.nupm.de

Bibliografische Information der Deutschen Nationalbibliothek.

Die Deutsche Nationalbibliothek verzeichnet diese Publikation in der Deutschen Nationalbibliografie. Detaillierte bibliografische Daten sind im Internet über http://dnb.d-nb.de abrufbar.

Verlag Praxiswissen Medizin
Pfälzer Straße 22
65203 Wiesbaden
www.praxiswissen.eu

Satz und Druck:
Gerich: Druckerei und Verlag seit 1822 oHG
Wilhelm-Tropp-Straße 13-15
65203 Wiesbaden
www.gerichdruck.de

1. Auflage Juli 2009

ISBN 978-3-9813152-0-2

Haftungsrechtlicher Hinweis:

Dieses Buch erhebt keinen Anspruch auf Vollständigkeit und Richtigkeit. Der Leser kann darauf vertrauen, dass der Autor dieses Buch mit großer Sorgfalt erstellt und die Themen entsprechend recherchiert hat.
Die Medizin unterliegt einer ständigen Weiterentwicklung. Das Buch stützt sich auf den Wissensstand bei seiner Fertigstellung.
Für die Verabreichung und Dosierung von Medikamenten kann keine Gewähr übernommen werden. Die Anwendung von Medikamenten erfolgt auf eigene Gefahr des Anwenders. Der Anwender hat sich vor dem Einsatz eines Medikaments eigenverantwortlich über dessen Eigenschaften zu informieren.
Die vorgestellten Handlungsabläufe können in keinem Fall die ärztliche Diagnose- und Therapie-Entscheidung ersetzen.
Die knappe Zusammenfassung der Themen in diesem Buch kann eine praktische Unterweisung und regelmäßiges Training unter fachmännischer Anleitung nicht ersetzen. Dies gilt vor allem für den Bereich der Notfallmedizin.

Von Seiten des Autors und des Verlags wird jegliche Haftung ausgeschlossen.

Auf geschützte Warennamen und Warenzeichen wird nach eigener Kenntnis hingewiesen. Aus dem Fehlen des Hinweises kann nicht auf einen freien Warennamen geschlossen werden.

Vorwort

Warum kann Sie dieses Buch in Ihrer Praxis unterstützen?

Die Vielzahl der Leitlinien, Verordnungen und Empfehlungen von Fachgesellschaften, die sich mit Allergie, Hyposensibilisierung und Notfall-Behandlung befassen, erschwert es dem Arzt und dem Praxispersonal, den aktuellen Überblick zu behalten. Aus diesem Bedürfnis ist dieses Buch entstanden.

Dieses Buch führt die theoretischen Vorschriften und die praktische Erfahrung vieler allergologischer Praxisteams zusammen.

Zum besseren Verständnis ist beim Erstellen des Buches auf leicht verständliche Sprache geachtet worden.

Für den Neueinsteiger bietet dieses Buch einen schnellen praxisnahen Überblick, für erfahrene allergologische Praxisteams eine Auffrischung und Vertiefung.

Wie kommt es zu diesem Buch?

Seit vielen Jahren bin ich als Außendienst-Mitarbeiter im Bereich Allergologie eines internationalen Konzerns tätig. Aufgrund vieler wiederkehrender Fragen habe ich ein Seminar zu Hyposensibilisierung und Notfall-Behandlung entwickelt. Dieses Seminar führe ich in der Arztpraxis durch. Einzelne Themenbereiche referiere ich auf Kongressen.

Über die Jahre haben sich das Seminar und das begleitende Skript weiter an die Bedürfnisse der Arztpraxen angepasst und sind durch die Rückmeldung der Allergologen und Praxisteams gereift. Aus der breiten Nachfrage nach einem handlichen Druckwerk ist dieses Buch entstanden.

Bei der Bewertung praktischer Belange auf breitem Hintergrundwissen kann ich mich glücklicher Weise auf kompetente Hilfe stützen.

Für die Unterstützung im Bereich der Allergologie und Anaphylaxie möchte ich Dr. Oliver Pfaar vom Zentrum für Rhinologie und Allergologie, Wiesbaden danken.

Für meine Fortbildung und die Unterstützung im Bereich der Notfallmedizin danke ich Dr. Carsten Lott, nationaler Kursdirektor des Deutschen Rates für Wiederbelebung – German Resuscitation Council (GRC).

Wie meine Seminare durch das Zusammenwirken mit den Teilnehmern leben, lebt dieses Buch durch die Rückmeldungen der Leser.

Wenden Sie sich gerne mit Anmerkungen an mich unter exel@nupm.de.

Dr. Wolfgang Exel

Juli 2009

Inhaltsverzeichnis

1. Einleitung

Jeder dritte Bundesbürger leidet unter Allergien. Der Jugendliche oder Erwachsene mit Heuschnupfen hat zuvor eine Reihe allergischer Erkrankungen mehr oder minder stark durchlaufen.

Als Säugling hatte er z. B. ein wenig Milchschorf, als Kleinkind kratzte er an seinen Ellenbeugen und am Hals immer wenn dieser schlimme Schub mit Juckreiz kam. Diese Neurodermitis war nur schwer abzugrenzen von seiner Nahrungsmittel-Unverträglichkeit - was ist der Auslöser, was eigenständige Erkrankung. Je nach Verlauf der Allergie kann sich auch ein Asthma ausbilden.

Statt einem Etagen-Wechsel sieht man demnach eher eine Etagen-Ausweitung. Dieses Übergreifen der Symptome auf weitere Organe im Rahmen der Allergie wird als "Atopischer Marsch" bezeichnet.

Selten kann ein Aufflammen der Neurodermitis auf konkrete Auslöser eingegrenzt werden. Häufig liegt ein Zusammenspiel von z. B. Allergen, Psyche, Stress und Infekt vor. Häufig treten Krankheiten des allergischen Formenkreises kombiniert oder zeitlich versetzt auf, so dass eine Trennung in Erst- und Folge-Erkrankung, Auslöser und zusätzlichen Verstärker kaum möglich ist.

Entsprechend sollte bei der Therapie möglichst umfassend das Umfeld des Patienten berücksichtigt werden. Dieser Umstand und der häufig psychisch angespannte Zustand der Patienten macht deren Behandlung sehr aufwändig.

Die Hyposensibilisierung stellt einen Behandlungsansatz dar, der an einem Grundpfeiler der Erkrankung ansetzt.

In diesem Buch wird auf die theoretischen Hintergründe der Allergie, praktische Aspekte der allergologischen Untersuchung und die Behandlung mittels Hyposensibilisierung eingegangen.

In seltenen Fällen können während der Behandlung überschießende allergische Reaktionen ausgelöst werden, sehr selten bereits im Rahmen der Voruntersuchung.

Entsprechend ist auch die stufenweise Notfall-Behandlung bis hin zur Vorbereitung Ihres Praxisteams auf die Wiederbelebung Teil dieses Buchs.

Leitlinien und Empfehlungen

Basis dieses Buchs sind Leitlinien, Verordnungen und Empfehlungen von Fachgesellschaften.

Das Vorgehen bei der Spezifischen Immuntherapie wird behandelt in der S2-Leitlinie 2006 [1] der Deutschen Gesellschaft für Allergologie und klinische Immunologie (DGAKI), des Ärzteverbandes Deutscher Allergologen (ÄDA) und der Gesellschaft für Pädiatrische Allergologie und Umweltmedizin (GPA). Eine rechtliche Grundlage für die Therapie mit Allergen-Lösungen ist die Therapieallergene-Verordnung [2]. Bezüglich der Verhinderung von Allergien ist die S3-Leitlinie Allergieprävention – Update 2009 [3] der Deutschen Gesellschaft für Allergologie und klinische Immunologie (DGAKI) und der Deutschen Gesellschaft für Kinder- und Jugendmedizin (DGKJ) in Zusammenarbeit mit DGHNOKHC, DAAB, DDG, ADP, BVKJ, Berufsverband der HNO-Ärzte, GPA, pina, Therapie Schwelmer Modell GmbH und ZAUM erschienen.

Zur Anaphylaxie wird die S2-Leitlinie 2007 [4] der Deutschen Gesellschaft für Allergologie und klinische Immunologie (DGAKI), des Ärzteverbandes Deutscher Allergologen (ÄDA), der Gesellschaft für Pädiatrische Allergologie und Umweltmedizin (GPA) und der Deutschen Akademie für Allergologie und Umweltmedizin (DAAU) zugrunde gelegt. Zu besonderen Belangen von Kindern ist durch die European Academy of Allergology and Clinical Immunology (EAACI) ein Positionspapier erschienen [5], auf das auch ein deutscher Übersichtsartikel zur „Anaphylaxie bei Kindern und Jugendlichen“ [6] eingeht.

Zur internationalen Standardisierung der Wiederbelebung und Notfall-Behandlung hat das International Liaison Committee On Resuscitation (ILCOR) die Empfehlungen „2005 International Consensus on Cardiopulmonary Resuscitation and Emergency Cardiovascular Care Science with Treatment Recommendations“ (CoSTR) publiziert. Auf dieser Basis sind die Leitlinien des Europäischen Rates für Wiederbelebung (European Resuscitation Council (ERC)) [7] entstanden. Desweiteren herangezogen wurden Empfehlungen der Bundesärztekammer nach den Leitlinien des European Resuscitation Council [8].

[1] Die spezifische Immuntherapie (Hyposensibilisierung) bei IgE-vermittelten allergischen Erkrankungen, Allergo J (2006) 15: 56-74

[2] Verordnung über die Ausdehnung der Vorschriften über die Zulassung der Arzneimittel auf Therapieallergene, die für einzelne Personen auf Grund einer Rezeptur hergestellt werden, sowie über Verfahrensregelungen der staatlichen Chargenprüfung (Therapieallergene-Verordnung), Bundesgesetzblatt Jahrgang 2008 Teil I Nr. 51, Seite 2177 vom 13. November 2008

[3] S3-Leitlinie Allergieprävention – Update 2009, Allergo J (2009) 18: 332–41

[4] Akuttherapie anaphylaktischer Reaktionen, Allergo J (2007) 16: 420–34

[5] The Management of Anaphylaxis in Childhood: Position Paper of the European Academy of Allergology and Clinical Immunology, Allergy (2007) 62: 857–71

[6] Anaphylaxie bei Kindern und Jugendlichen, Allergo J (2009) 18: 117–23

[7] European Resuscitation Council Guidelines for Resuscitation 2005, Resuscitation (2005) 67 (Suppl.): S1–S189
deutsch: Notfall + Rettungsmedizin (2006) 9: 6-170

[8] Eckpunkte der Bundesärztekammer für die Reanimation 2006 basierend auf den ERC-Leitlinien für die Wiederbelebung, Deutsches Ärzteblatt 103, Ausgabe 14, Seite A-960 / B-813 / C-785

2. Hintergründe zur Allergologie

Sobald ein Mensch allergisch reagiert, sind bei ihm drei Faktoren zusammen gekommen: seine genetische Vorbelastung, ein auslösendes Allergen und ein verstärkender Katalysator.

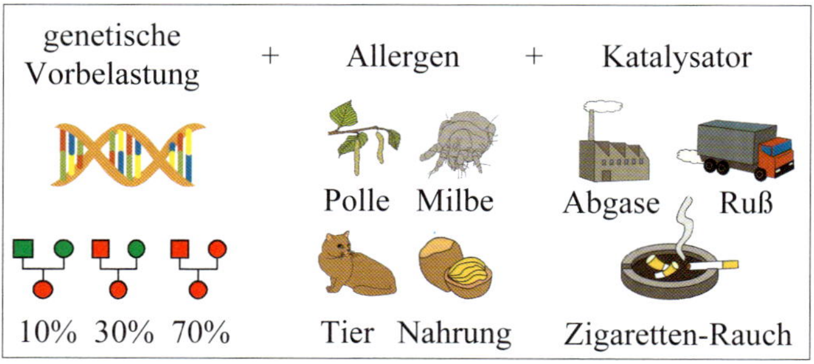

Abb. 1: Ursachen von Allergien

Die Neigung zur Allergie ist zu einem gewissen Teil erblich bedingt. Sind beide Elternteile allergisch, so ist es deren Kind mit etwa 70%iger Wahrscheinlichkeit auch. Von völlig unvorbelasteten Kindern werden etwa 10% eine Allergie entwickeln.

Als auslösendes Allergen kommt eine Vielzahl an Substanzen in Frage. In diesem Buch werden wir uns im Wesentlichen auf für die Hyposensibilisierung relevante Allergene beschränken: Pollen, Milben, Tiere, Schimmelpilze und Biene/Wespe. Pollen-Allergiker stellen etwa die Hälfte der Allergie-Patienten in Deutschland, gefolgt von einem Viertel Milben-Allergikern.

In der Folge wird zur Vereinfachung nur vom Allergenträger geschrieben. Es wird bewusst auf biologische Details verzichtet, welche Proteinanteile reaktiv sind. Auch auf die Verteilung der Major- und Minorallergene sowie deren Einfluss auf den Erfolg einer Hyposensibilisierung wird zugunsten der besseren Lesbarkeit nicht eingegangen.

Häufig wird die Allergie verstärkt durch Katalysatoren. Neben Abgasen aus Industrie und Straßenverkehr (z. B. Schwefeldioxid, Dieselruß, Feinstaub), die Allergene aggressiver wirken lassen, stellt Zigarettenrauch den bei weitem stärksten Katalysator dar. Hierdurch werden bestehende Allergien drastisch verstärkt oder eine noch verborgene Allergieneigung wird zur ausgeprägten Allergie. Auch Passivrauchen und kalter Rauch auf Stoff wirken stark Allergie fördernd, was vor allem bei Kindern in Raucher-Familien bedacht werden sollte.

Die allergische Reaktion beruht prinzipiell auf einem sinnvollen Ablauf unseres Immunsystems. Dieses unterscheidet Substanzen im Körper zwischen körpereigen und körperfremd, ungefährlich und krankmachend.

Im Fall des Allergikers werden Immunzellen auf an sich harmlose Substanzen sensibilisiert und bilden Allergen-spezifische IgE-Antikörper. Bei Allergenkontakt reagiert das Immunsystem mit einer so genannten Typ I-Sofortreaktion. Vereinfacht kann dieser Ablauf wie folgt zusammen gefasst werden:

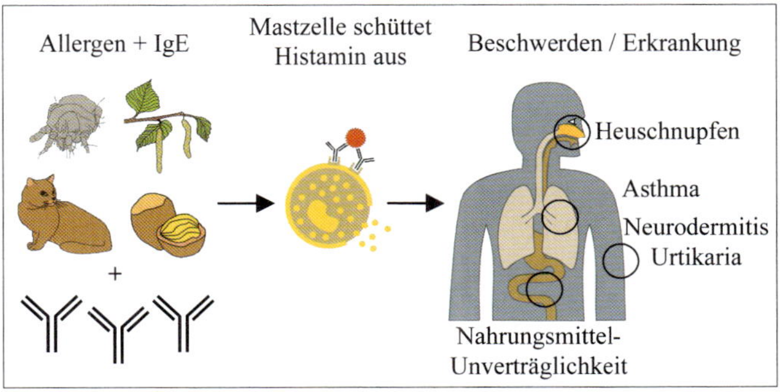

Abb. 2: Typ I-Sofortreaktion

Der genaue Ablauf der Allergen-Abwehr ist noch nicht endgültig erforscht und aktuell erneut in Diskussion. Die folgende Abbildung zeigt den derzeit verbreitet akzeptierten Stand.

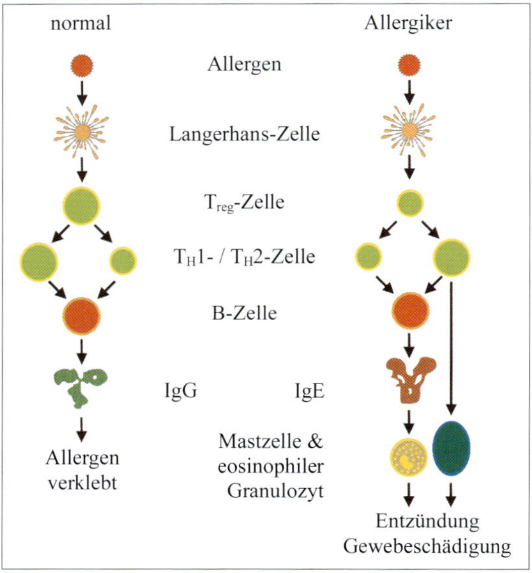

Abb. 3: Allergen-Abwehr

Im Normalfall reagiert das Immunsystem auf einen abzuwehrenden Eindringling in der Reaktionsfolge mit Immunglobulin Typ G (IgG). Das Allergen wird verklebt und aus dem Körper befördert.

Im Gegensatz zum üblichen Zellhaushalt liegen beim Allergiker weniger regulatorische T-Helferzellen (T_{reg}) und ein Überschuss an T-Helferzellen vom Typ 2 (T_H2) gegenüber dem Typ 1 (T_H1) vor.

Durch das Ungleichgewicht der T-Helferzellen erfolgt bei der folgenden Immunantwort eine Verschiebung hin zu Immunglobulin Typ E (IgE). Hierdurch werden Mastzellen angeregt, Botenstoffe wie Histamin auszuschütten. Dies führt zu Entzündung und allergischen Symptomen wie Hautrötung, Juckreiz, Augentränen, Laufen der Nasen etc. Hieraus können Erkrankungen wie Neurodermitis, Heuschnupfen, Asthma oder Nahrungsmittel-Unverträglichkeit resultieren.

Andere Reaktionswege neben der Typ I-Sofortreaktion sind für die Hyposensibilisierung von nachrangiger Bedeutung.

Typ II-zytotoxische Reaktionen verlaufen zwischen IgG-Antikörpern und Fremdstoffen auf Zelloberflächen. Dies bewirkt z. B. ein Aufblühen der Haut nach Penicillin-Gabe.

Typ III-Immunkomplex-Reaktionen zeichnen sich durch gebildete Komplexe zwischen IgG und dem Fremdstoff aus. Ein Beispiel solch einer Reaktion ist eine Gefäß-Entzündung als Folge gespritzter Medikamente.

Typ IV-Spätreaktionen werden auch als Kontakt-Allergie bezeichnet. Über spezifische T-Helferzellen vermittelt werden Botenstoffe ausgeschüttet, die Kontaktekzeme mit Rötung und Schwellung hervor rufen.

Um Allergien vorzubeugen, sollte auf ausgewogene Ernährung und ein gesundes Raumklima geachtet werden.

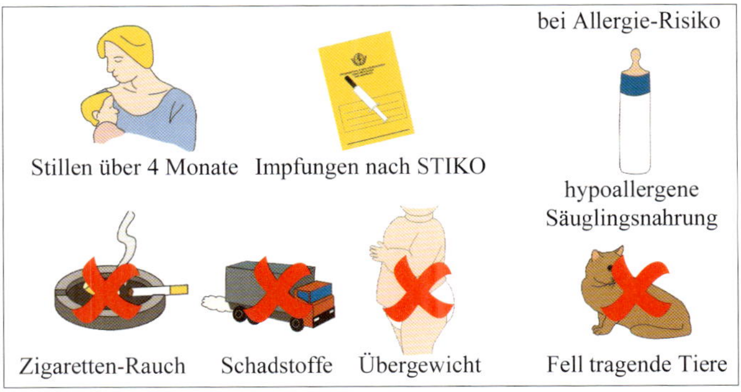

Abb. 4: Allergie verhindern

In den ersten vier Lebensmonaten sollten Kinder möglichst ausschließlich gestillt werden. Während der Schwangerschaft und Stillzeit sollte sich die Mutter augewogen und Nährstoff deckend ernähren. Dies gilt in der Folge ebenfalls für Beikost und Ernährung des Kindes im ersten Lebensjahr. Eine gezielte Diät mit dem Meiden möglicher Nahrungsmittel-Allergene wird nicht empfohlen. Fisch während der Stillzeit und im ersten Lebensjahr scheint vor Allergie zu schützen.

Ist das Stillen nicht oder nicht ausreichend möglich, so sollte auf hypoallergene Säuglingsnahrung zurück gegriffen werden, falls das Kind aus einer Familie stammt, die mit Allergien vorbelastet ist.

Bei der Ernährung des Kindes ist dessen Gewicht im Auge zu behalten, da Übergewicht insbesondere mit Asthma verknüpft scheint.

Völlig unstrittig ist der Allergien fördernde Effekt von Tabakrauch. Aus diesem Grund ist Tabakrauch vor allem in der Schwangerschaft zu meiden. Auch Kinder sind vom Rauchen oder Passivrauchen fern zu halten.

Luftschadstoffe haben einen Einfluss auf die Entwicklung von Asthma. Daher sollten Kinder möglichst wenigen Abgasen z. B. des Straßenverkehrs ausgesetzt werden. Auch das Raumklima in der Wohnung ist entscheidend. Ausdünstungen von z. B. Farben oder neuen Möbeln, Schimmel oder zu hohe Luftfeuchtigkeit sollten vermieden werden.

Bei Allergie gefährdeten Kindern wird von der Anschaffung Fell tragender Tiere, insbesondere Katzen, abgeraten. Die Auswirkung auf die Allergie-Entwicklung ist derzeit noch nicht eindeutig einzuschätzen.

Impfungen sollten entsprechend der Empfehlungen der Ständigen Impfkommission (STIKO) durchgeführt werden, da dies das Allergierisiko senken kann.

Allergene im Überblick

Allergene, auf die der Mensch allergisch reagieren kann, sind vielfältig. Im Zusammenhang mit einer möglichen Hyposensibilisierung sind vor allem Inhalationsallergene interessant, die über die Atemluft in den Körper gelangen. Die bedeutendsten Allergene sind in der folgenden Tabelle zusammengefasst. Da Pollen für etwa die Hälfte der allergischen Beschwerden verantwortlich sind, wird diese Gruppe weiter aufgegliedert. Es werden jeweils nur die wichtigsten Vertreter genannt. Weitere Allergene können relevant sein.

Baumpollen	Frühblüher: Birke, Erle, Hasel	Januar – Mai (Dezember – Juli)
Gräserpollen	Wiesenlieschgras Roggen	Mai – August (März – November)
Kräuterpollen	Beifuß	Juli – Oktober (Mai – Dezember)
Milben	Dermatoph. pteronyssinus Dermatoph. farinae	ganzjährig
Schimmelpilze	Alternaria alternata Cladosporium spez.	Juni - September
Tiere	Katze	ganzjährig

Abb. 5: Bedeutende Inhalationsallergene

Bei Insektengiften von Biene und Wespe handelt es sich um Injektionsallergene. Aufgrund deren Bedeutung für die Hyposensibilisierung und Notfall-Behandlung wird auf diese Gruppe ebenfalls in der Folge eingegangen.

Kreuzallergien

Aufgrund ähnlicher Allergen-Strukturen kann es zu so genannten Kreuzallergien kommen. Birke, Erle und Hasel sind sehr ähnlich. Gräser sind hoch kreuzreaktiv. Die Allergene der Hausstaubmilben gleichen sich ebenfalls. Dies ist für Untersuchung und Therapie relevant.

Auch über Allergengruppen hinweg sind Kreuzallergien möglich, z. B. zwischen Pollen und Nahrungsmitteln. So weisen 80% der Birkenpollen-Allergiker eine Unverträglichkeit von Äpfeln und Haselnüssen auf.

Baumpollen (Birke, Erle, Hasel)	Obst	Apfel, Pflaume, Aprikose, Pfirsich, Kirsche, Kiwi, Zwetschge
	Gemüse	Sellerie, Karotte, Kartoffel, Tomate, Paprika
	Gewürze	Pfefferminze, Curry
	Nüsse	
Gras- und Getreidepollen	Obst	Banane, Kiwi
	Gemüse	Tomate, Sellerie
	Gewürze	Petersilie, Curry, Thymian, Pfefferminze
	Getreide	Weizen, Roggen, Gerste
	Hülsenfrüchte	Erbsen, Linsen, Bohnen, Erdnuss, Sojabohnen
Kräuterpollen (Beifuß)	Gemüse	Pastinake, Sellerie, Tomate, Paprika
	Gewürze und Kräuter	Kamille, Kümmel, Anis, Curry, Beifuß, Estragon, Koriander, Dill, Salbei, Fenchel, Thymian, Wermut, Pfefferminze, Petersilie, Liebstöckel, Senf, Pfeffer
	Sonnenblumenkerne	

Abb. 6: Die wichtigsten Kreuzallergene

Steht ein Allergen nicht als Therapie-Lösung zur Verfügung, so kann mit Hilfe von Kreuzallergie-Tabellen und homologen Gruppen ein homologes Allergen gefunden werden, mit dem die Therapie durchgeführt werden kann. Dies wird im Abschnitt zur Therapieallergene-Verordnung näher ausgeführt.

Pollen

Anhaltspunkte für die jahreszeitliche Pollenbelastung liefern Pollenflugkalender. Aufgrund des Klimawandels wird in den nächsten Jahren mit einer weiteren Ausdehnung der Blühperioden gerechnet, so dass die Hauptblühphasen der wichtigsten Pollen ganzjährig überlappen werden.

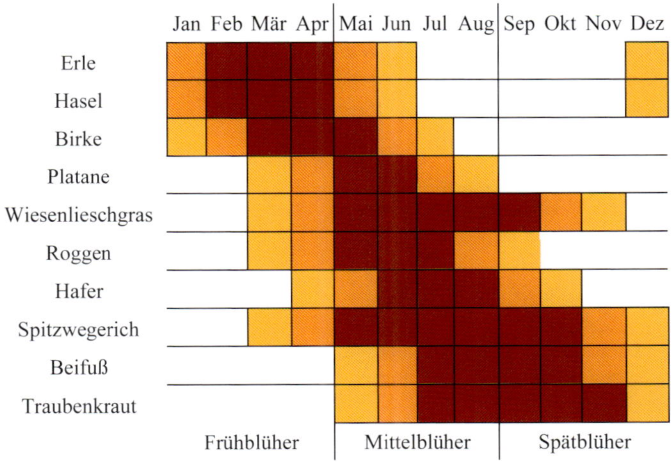

Abb. 7: Pollenflugkalender

Durch klimatische Unterschiede kommt es regional zu Verschiebungen im Pollenflug. Generell herrscht eine Blühverzögerung von Südwest nach Nordost. Hat z. B. ein Allergiker in Freiburg gerade den Pollenflug überstanden und reist an die Ostsee, so kann dort der ihn betreffende Pollenflug gerade erst einsetzen. Nahezu tagesaktuelle Informationen zum regionalen Pollenflug erhält man im Internet durch die Messstationen der Wetterdienste mit entsprechenden Pollenfallen.

Im Urlaub sind regionale Allergene zu bedenken. Reist der Allergiker z. B. zum Klimawechsel ans Meer, so kann er am Strand asthmatische Beschwerden durch Salzkraut erfahren, das sehr aggressiv und kreuzreaktiv mit Birke ist.

Pollen fliegen meist mehrere Kilometer, bevor sie niedergehen. Je nach Art des Pollen können sie einige hundert Kilometer weit fliegen. Selten können daher die Beschwerden des Allergikers durch das Beseitigen des Baums vor der Haustür beseitigt werden.

Milben

Bei ganzjährigen Allergie-Beschwerden sollte an Milben als Auslöser gedacht werden. Während die Hausstaubmilben recht stark kreuzreaktiv sind, ist bei Vorratsmilben aufgrund deren zum Teil nur geringen Kreuzreaktivität eine genaue Voruntersuchung sinnvoll.

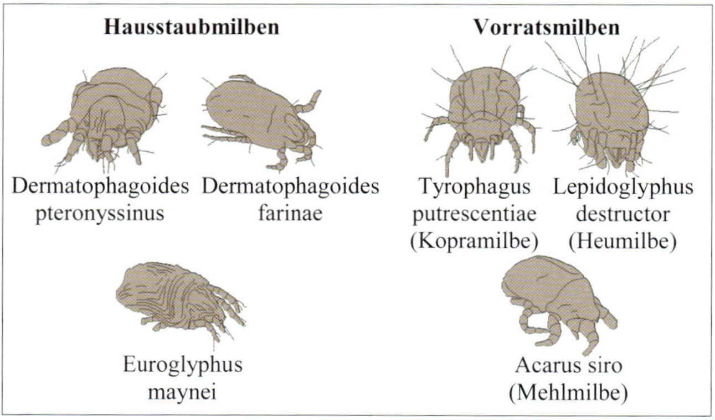

Abb. 8: Relevante Hausstaub- und Vorratsmilben

Neben den beiden bekannten Hausstaubmilben Dermatophagoides pteronyssinus und farinae wird gelegentlich auch Euroglyphus maynei als Auslöser von Allergien entdeckt, teils ohne Beteiligung der beiden bekannteren Milben. Aus diesem Grund sollte diese Milbe bei Verdacht auf Hausstaubmilben-Allergie im Pricktest mit aufgebracht werden.

Vor allem bei Getreideprodukten ist die Durchsetzung mit Vorratsmilben gut untersucht. Durch internationale Abkommen zum Handel mit Getreide wird der Umgang hiermit geregelt. Auch bei anderen Lebensmitteln wie Obst, Gemüse, Schinken,

Käse etc. ist eine Milbenbelastung vorhanden. Weder durch kochen, backen oder braten in üblichen Zeitspannen ist das Allergen zu zerstören. Daher sollte nicht zuletzt bei unklaren Reaktionen auf Lebensmittel an die Möglichkeit einer Sensibilisierung gegen Vorratsmilben gedacht werden.

Hausstaub-, Vorratsmilben und deren Ausscheidungen sind im Bett, auf Polstermöbeln, Teppichen, auch Holz- und Kachel-Fußböden etc. zu finden. Milbendichte Matratzen-Bezüge dämmen ihre Vermehrung in diesem Bereich ein.

Schimmelpilze

Schimmelpilze sind selten alleinige Auslöser einer Allergie. Meist treten sie nur in Kombination mit anderen Allergenen als relevant auf. Verschimmelte Lebensmittel führen beim Essen selten zu allergischen Problemen. Entscheidend ist die Konzentration in der Luft. Hohe Belastungen können durch unbehandelten Schimmel auf feuchten Wänden resultieren. Häufige Quelle für Schimmelpilze sind Erde oder Hydrokultur von Zimmerpflanzen.

In der Allergie-Testung sind die üblichsten Schimmelpilze Spezies von Alternaria, Cladosporium, Aspergillus und Penicillium.

Schimmelpilze ziehen Milben an, da diese sich von ihnen bzw. ihren Verdauungsprodukten ernähren. Bei einem Verdacht auf Schimmelpilz-Sensibilisierung sollte demnach auch eine Testung auf Milben erfolgen.

Tiere

Unter den Tieren ist die Katze für über die Hälfte der Allergien verantwortlich. Die Katze stellt das aggressivste Allergen, dem praktisch nicht zu entgehen ist. Überall im täglichen Leben ist es verbreitet, da es nach Kontakt stark an der Kleidung haftet und weiter getragen wird. Untersuchungen in gut gereinigten Hotelzimmern zeigen, dass ein Katzen-Allergiker auch in hochklassigen Hotels mit Beschwerden zu rechnen hat.

Bei sehr aufwändiger täglicher Reinigung ist eine Wohnung erst nach etwa einem halben Jahr von Katzenallergen befreit.

Aus diesem Grund wird die Abschaffung einer Katze im Haushalt des Allergikers kontrovers diskutiert. Untersuchungen lassen erstaunlicherweise vermuten, dass bei der Anschaffung weiterer Katzen die Beschwerden abnehmen.

Insektengift

Bei den Insektengiften stehen die Reaktionen auf Biene oder Wespe weit im Vordergrund. Ein Stich kann beim Allergiker schnell dramatische, lebensbedrohliche Abläufe hervorrufen. Hier muss sofort mit geeigneten Notfall-Maßnahmen reagiert werden. Doch nur etwa 10% der Betroffenen sind mit einem entsprechenden Notfallset ausgerüstet.

Der erste Schritt nach einem Bienen-Stich ist das Entfernen des Stachels. Damit kein weiteres Gift in den Patienten gelangt, sollte das Ende des Stachels nicht zwischen zwei Fingern gequetscht werden, sondern der Stachel mit dem Fingernagel entfernt werden.

Durch eine Hyposensibilisierung kann über 90% der Betroffenen geholfen werden. Als Einschluss-Kriterium gilt eine systemische Reaktion auf einen Stich, als auch eine massive Schwellung, die über mindestens zwei Gelenke reicht.

Die Hyposensibilisierung mit Insektengift hat eine Sonderstellung im Rahmen der Hyposensibilisierung, weshalb bereits hier kurz darauf eingegangen wird.

Nach der Grund-Therapie über drei Jahre steht zur Diskussion, wie weiter verfahren wird. Entweder wird mit größeren Intervallen lebenslang weiter gespritzt oder es wird nach einer längeren Pause eine Auffrischungsbehandlung erfolgen.

Zur Stichprovokation mit einer lebenden Biene oder Wespe als Erfolgskontrolle liegen verschiedene Meinungen vor. Kritisiert wird, dass die Dosis, die das Tier bei diesem Versuch abgibt stark schwanken kann und demnach auch Fehlbeurteilungen möglich sind.

3. Allergie-Testung

Bei Verdacht auf eine allergische Erkrankung werden die folgenden Schritte eingeleitet.

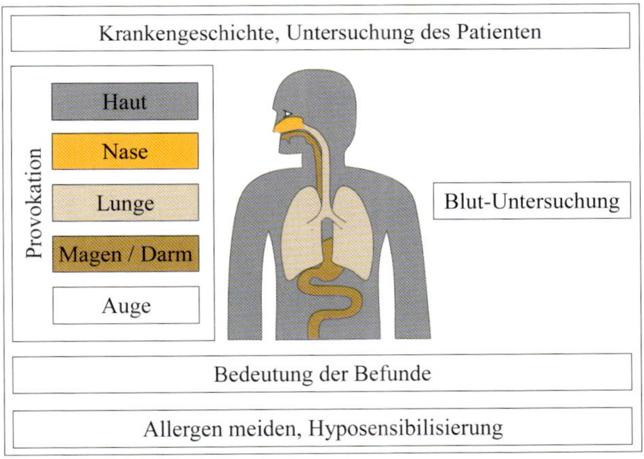

Abb. 9: Allergie-Testung

Aus der Befragung und Untersuchung des Patienten ergeben sich erste Anhaltspunkte ob es sich um perenniale, also ganzjährige, oder saisonale Allergene als Auslöser handeln kann. In der Folge wird der Patient mit in Frage kommenden Allergen provoziert. Ggf. werden Provokationen an mehreren Organen durchgeführt und mit einer Blut-Untersuchung kombiniert, um die Ergebnisse zu erhärten.

Nach dem Zusammenführen der Einzelergebnisse wird deren Bedeutung im Gesamtbild erwogen und die Diagnose gestellt.

Vor der Entscheidung, eine Hyposensibilisierung zu starten erfolgt die Abwägung, ob der Auslöser der Allergie zu meiden ist, was bei den hier diskutierten Allergenen selten der Fall ist.

Pseudoallergien

Einer Allergie ähnliche Symptome können auch durch eine so genannte Pseudoallergie hervorgerufen werden. Dabei entstehen die Symptome, weil dem Körper entweder Enzyme zum Zersetzen der Nahrung fehlen, bestimmte Stoffe zur Ausschüttung der Allergie-Botenstoffe führen oder z. B. ein Lebensmittel selbst große Mengen Histamin enthält. Im Gegensatz zur Allergie werden keine Antikörper im Blut gebildet und es ist nicht zwingend Histamin an der Reaktion beteiligt. Da der Betroffene Allergie ähnliche Beschwerden hat, ist es schwierig, zwischen beiden Formen zu unterscheiden.

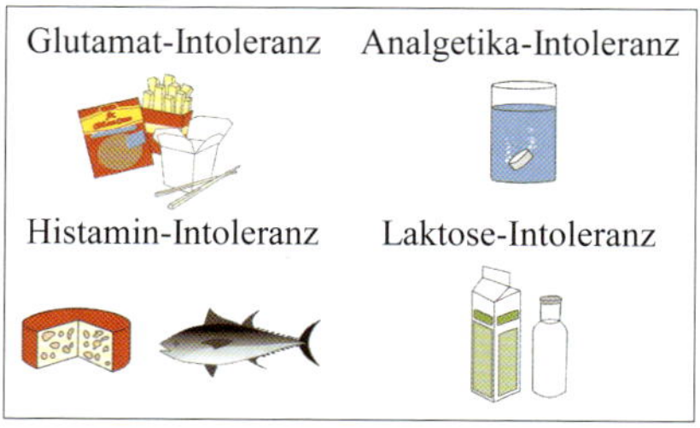

Abb. 10: Auslöser von Pseudoallergien

Glutamat-Intoleranz führt durch Geschmacksverstärker, die z. B. in Fertigprodukten zu finden sind, zu einer Schleimhaut-Reizung im Mundraum.

Bei der Analgetika-Intoleranz reagiert der Patient auf Schmerzmittel mit Allergie ähnlichen Symptomen, da entsprechende Botenstoffe (Leukotriene) freigesetzt werden.

Histamin-Intoleranz in Verbindung mit Histamin haltigen oder Histamin freisetzenden Nahrungsmitteln führt zu entsprechenden Beschwerden, wie bei Freisetzung von Histamin durch die allergische Reaktion.

Die Laktose-Intoleranz, fälschlich auch Milch-Allergie genannt, führt durch einen Enzymdefekt zu Durchfall.

Bei der Erhebung der Krankengeschichte des Patienten sind diese Pseudoallergien auszuschließen.

Provokationstests

Als erste Stufe der Diagnostik empfiehlt sich auf der Basis der Befragung und Untersuchung des Patienten ein Hauttest, häufig als Pricktest durchgeführt. Da hier nur eine Sensibilisierung nachgewiesen wird, ist zur Klärung der Bedeutung die Kombination mit einem weiteren Nachweis sinnvoll.

Eine nasale Provokation mit Einbringen des verdünnten Allergens in die Nase oder eine bronchiale Provokation mit Einatmen des Test-Allergens liefert exakte Aussagen zum Maß der Allergie. Untersuchungen durch Schlucken des Allergens oder konjunktivale Provokationen am Auge des Patienten sind bezogen auf Inhalationsallergene heutzutage eher selten.

Zur weiteren Unterstützung bei der Untersuchung des Allergikers sind Blut-Untersuchungen auf Allergen-spezifische Antikörper üblich.

Bevor ein Provokationstest erfolgt, sind folgende Ausschluss-Kriterien zu bedenken:

- Schwangerschaft
- Schwere Allgemein-Erkrankung
- Aktuelle allergische Erkrankung
- Infekt am Testort
- Medikamente, die die Provokation beeinflussen
- Risiko nicht beherrschbarer Reaktionen
- Fehlende Notfall-Ausrüstung

Schwangere werden aufgrund möglicher Komplikationen im Verlauf des Allergietests aus Sicherheitsgründen von der Untersuchung ausgeschlossen.

Durch eine ausgeprägte Allgemein-Erkrankung oder aktuelle allergische Symptome kann das Immunsystem so beeinflusst sein, dass die Ergebnisse einer Testung nicht verwertbar sind. Bei einem Infekt am Testort besteht die Gefahr, dass durch das Durchtrennen der Haut an dieser Stelle Krankheitserreger in großer Menge durch die Haut ins Körperinnere gelangen und schwere Infektionen auslösen.

Medikamente wie z. B. Antihistaminika, Kortikoide, Immunsupressiva oder Psychopharmaka können ein positives Testergebnis unterdrücken. Im Zweifel wird auch die mit Histamin durchgeführte Positiv-Kontrolle keine Reaktion liefern. Entsprechend ist im Vorfeld abzuklären, ob und wie lange diese Medikamente vor dem Test abgesetzt werden können. Antihistaminika werden vor Provokationstests üblicherweise 3 bis 7 Tage abgesetzt. Vor dem Absetzen von Kortikoiden muss stets die mögliche Auswirkung auf den Krankheitsverlauf bedacht werden. Zum exakten Vorgehen bei allen Präparaten sollte die jeweilige Produktinformation zu Rate gezogen werden.

Für viele Praxiskräfte erscheint die Gefahr einer überschießenden allergischen Reaktion auf z. B. einen Pricktest als praktisch nicht gegeben. Aus der Erfahrung einiger Arztpraxen muss dem widersprochen werden. Meist aufgrund einer bis zu diesem Zeitpunkt unbekannten Begleiterkrankung kann ein Patient bereits auf einen beim Allergietest recht geringen Reiz überschießend reagieren und eine sofortige intensivmedizinische Hilfe benötigen. Diese Fälle sind selten, doch keinesfalls zu vernachlässigen.

Aus diesem Grund sollte keine Allergie-Testung ohne Notfall-Ausrüstung und Arzt in der Praxis erfolgen.

Hauttests

Als Hauttests für Typ I-Allergien sind Pricktest, Reibtest, Scratchtest und Intracutantest üblich. Der Epicutan-/Patchtest dient der Untersuchung von Typ IV-Allergien (Kontakt-Allergien).

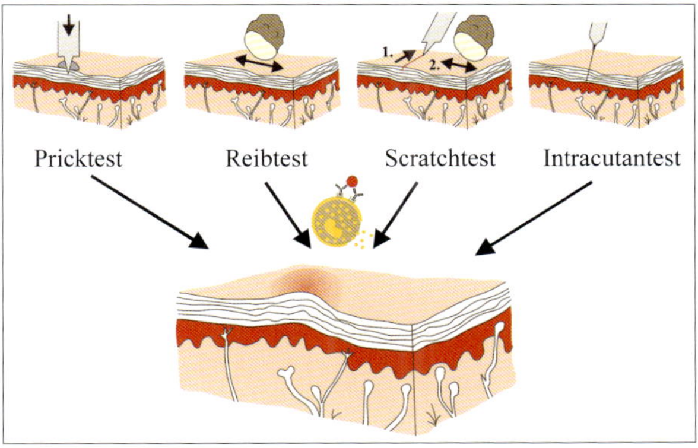

Abb. 11: Hauttests zur Typ I-Allergie

Neben dem zuvor erwähnten falsch negativen Ergebnis durch Wechselwirkung mit Medikamenten sind auch falsch positive Ergebnisse möglich, bei denen selbst die Negativ-Kontrolle positiv anschlägt.

Bei der Urticaria factitia reagiert die Haut auf mechanische Reize mit Quaddeln. Das Einstechen der Haut zum Einbringen des Allergens kann entsprechend ebenfalls Quaddeln erzeugen.

Phenol ist ein Standard-Konservierungsmittel von Pricktests. Ist der Patient sensibel gegen Phenol, so reagiert auch die Negativ-Kontrolle.

Histaminreiche Ernährung im Vorfeld des Tests kann das Ergebnis stärker ausfallen lassen.

Tritt einer der genannten Fehler auf, ist die gesamte Testung nicht verwertbar. Die Krankenakte wird vervollständigt und der Test nach Absetzen des Medikaments wiederholt oder eine alternative Testmethode gewählt.

Pricktest

Bei den Hauttests zum Nachweis einer Typ I-Allergie ist der Pricktest das Standardverfahren.

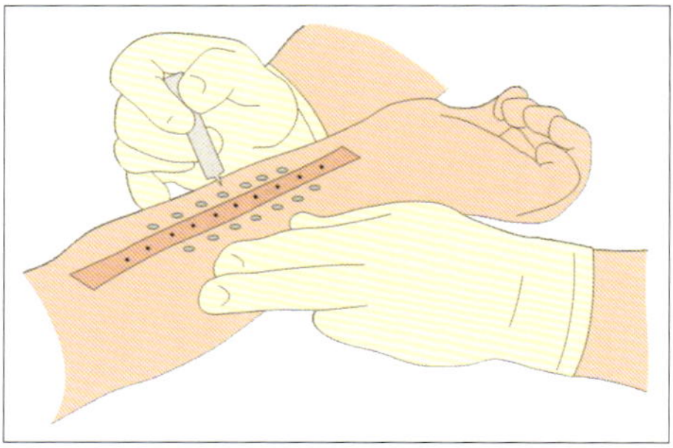

Abb. 12: Pricktest

Der Pricktest beinhaltet folgende Schritte:

- Testlösungen in 30 min auf Raumtemperatur bringen
- Patientenhaut an Normalwert angleichen lassen
- Testprotokoll vorbereiten
- Kontrollieren der Testlösungen auf Vollständigkeit und Haltbarkeit
- Haut mit Desinfektionsmittel reinigen
- Testpunkte beschriften
- Zwischen den Testpunkten 3 cm Abstand, zu Ellenbeuge und Handgelenk jeweils 5 cm Abstand einhalten
- Pricklösung schütteln und Pipette neu befüllen
- Wenig Testlösung auftropfen
- Circa 1 mm tief einstechen – Histamin zuletzt
- Kurzzeitwecker starten
- Ggf. nach wenigen Minuten überschüssige Lösung aufnehmen
- Ablesen des Quaddel-Durchmessers nach 15 bzw. 20 min
- Entlassen des Patienten nach 30 min, wenn keine Allergie-Anzeichen auftreten

Kalte Haut reagiert unterschiedlich zu warmer Haut. Für standardisierte Ergebnisse sollten daher Patientenhaut und Pricktest auf für Raumtemperatur üblichen Werten sein.

Das Desinfizieren der Haut hat mehrere Vorteile. Durch das Reinigen werden mögliche Allergene vom Testort entfernt, die sonst falsch positive Reaktionen auslösen könnten. Ferner werden Reste von Creme oder Salbe entfernt, die das Ergebnis beeinflussen könnten. Durch das Entfetten der Haut laufen die aufgebrachten Testlösungen nicht auseinander.

Die Prickflasche sollte vor dem Auftropfen geschüttelt und die Pipette neu aufgezogen werden, damit die Konzentration der aufgebrachten Pricklösung stimmt. Beim Auftropfen darf die Haut mit der Pipette nicht berührt werden, um eine Verunreinigung der Lösung zu vermeiden.

Zum Pricken kann mit einer Lanzette gearbeitet werden, wenn diese jeweils sorgfältig mit Zellstoff gereinigt wird.

Beim Pricktest reagiert lediglich die Substanz in der Haut. Deshalb kann nach kurzer Zeit überschüssige Lösung mit einem Tuch vorsichtig aufgenommen werden.

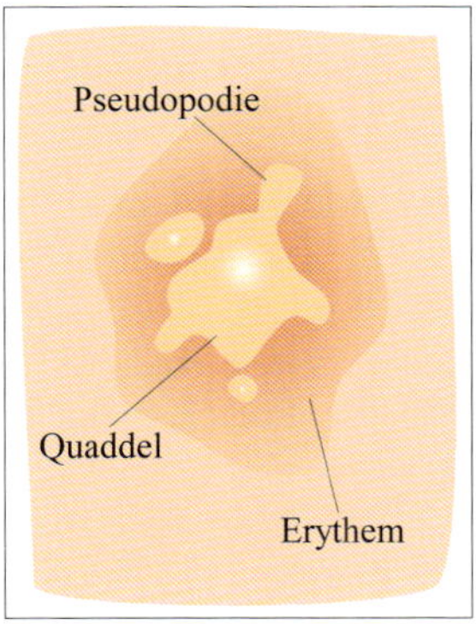

Abb. 13: Prick-Auswertung

Zur Auswertung wird der Quaddel-Durchmesser in mm bestimmt. Bei unsymmetrischen Quaddeln wird der Durchmesser gemittelt. Die Beurteilung erfolgt relativ zu Histamin. Die früher übliche Angabe von o bis ++++ erfolgt nicht mehr.

Reibtest

Der Reibtest stellt ein recht sanftes Testverfahren dar.

Er kann angewandt werden, wenn kein standardisierter Pricktest für das betreffende Allergen zur Verfügung steht oder ein Vortest durchgeführt werden soll, weil eine starke Reaktion befürchtet wird. Ein klassisches Anwendungsbeispiel sind Tierhaare. Auch Latexhandschuhe und Lebensmittel können auf diese Art getestet werden.

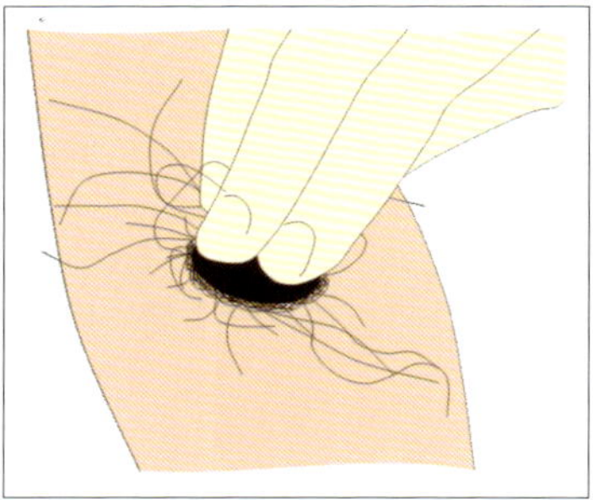

Abb. 14: Reibtest

Bevorzugt wird der Test in der Ellenbeuge durchgeführt, da hier die Haut relativ dünn ist.

Zunächst wird die Ellenbeuge gründlich gereinigt. Das Allergen wird 8 bis 10 mal auf circa 3 cm Fläche kräftig eingerieben.

Nach 2 bis 3 Minuten sowie nach 15 bis 20 Minuten wird die Reaktion abgelesen. Entscheidend ist, ob sich eine deutliche Quaddel gebildet hat. Eine Rötung kann rein durch den mechanischen Reiz beim Einreiben bzw. durch das Desinfektionsmittel entstehen.

Handelt es sich nicht um einen Vortest, sondern soll das Ergebnis genau nachvollziehbar sein, so kann zeitlich versetzt ein Vergleichstest an benachbarter Stelle mit Kochsalz- und Histamin-Lösung als Kontrolle stattfinden. Die Auswertung erfolgt analog zum Pricktest mit Angabe des Quaddel-Durchmessers in mm.

Scratchtest

Der Scratchtest ist empfindlicher als der Reibtest, daher ist Vorsicht vor systemischen Reaktionen geboten.

Er wird bevorzugt eingesetzt, wenn für Lebensmittel kein adäquater Pricktest zur Verfügung steht. Ferner kann er für Tierhaare und Latexhandschuhe genutzt werden.

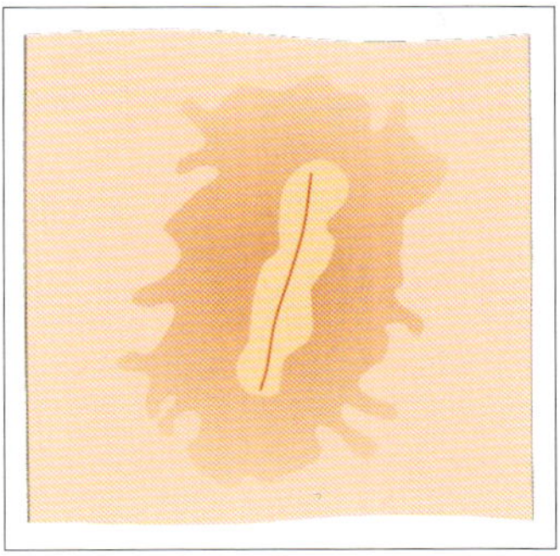

Abb. 15: Scratchtest

Der Scratchtest wird bevorzugt in der Ellenbeuge durchgeführt.

Nach der Reinigung und Desinfektion der Teststelle wird mit einer Prick-Lanzette die Haut eingeritzt.

Auf diesen Kratzer wird die Testsubstanz aufgebracht. So kann z. B. eine Kartoffel aufgelegt werden. Haare oder ähnliche feste Stoffe können zuvor in einer Kochsalz-Lösung eingelegt und diese Lösung zum Test aufgetragen werden. Nach 15 bis 20 Minuten wird die Quaddel abgelesen.

Soll der Test ein vergleichbares Ergebnis liefern, so kann auch hier mittels Kontroll-Lösungen normiert werden.

Zum Scratchtest kann ebenfalls der Prick to Prick-Test gezählt werden. Hierbei wird das Lebensmittel direkt in die Haut eingebracht. Mit einer Lanzette wird z. B. in einen Pfirsich gestochen und anschließend in die Haut geprickt.

Intracutantest

Der Intracutantest wird eingesetzt, wenn die vorherigen Hauttests unerwartet negative oder unklare Ergebnisse geliefert haben. Mit diesem Test können auch geringe Sensibilisierungen nachgewiesen werden. Im Umkehr-Schluss können starke Reaktionen während des Tests auftreten.

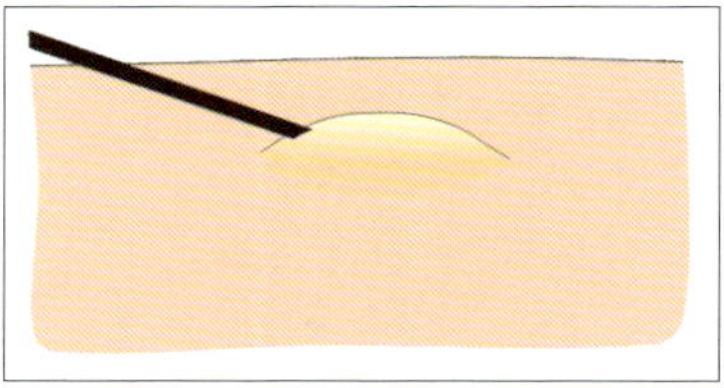

Abb. 16: Intracutantest

Der Test wird am Unterarm oder auf dem Rücken durchgeführt.

Nach Desinfektion der Injektionsstelle werden etwa 0,05 ml der Testlösung unter die Haut gespritzt. Hierbei entsteht eine Quaddel mit circa 3 mm Durchmesser, entsprechend der Größe eines Reiskorns.

Abgelesen wird nach 15 bis 20 min. Hierbei wird beurteilt, inwiefern sich die Quaddel gerötet und vergrößert hat. Ggf. erfolgt eine weitere Beurteilung der Quaddel nach 6 Stunden und 2 bis 4 Tagen.

Zur Normierung der Ergebnisse wird gegen Kontroll-Lösungen abgelesen.

Epicutan-/Patchtest

Zur Bestimmung von Kontakt-Allergien (Typ IV-Allergie) ist der Epicutantest das Standard-Verfahren.

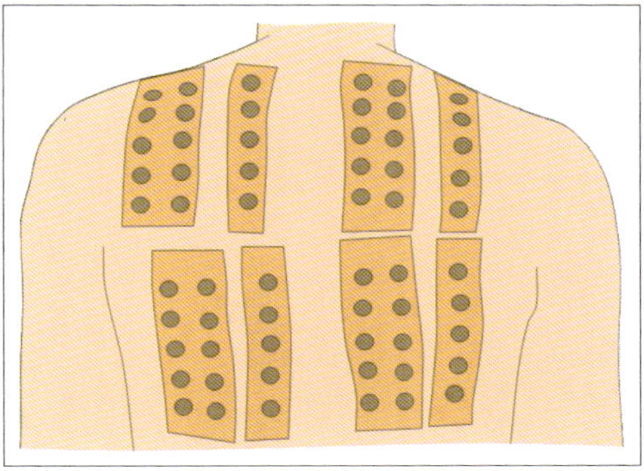

Abb. 17: Epicutantest

Der Epicutantest wird auf dem Rücken durchgeführt.

Zur Vorbereitung des Tests werden auf Pflasterstreifen Aluminium-Kammern (finn-chambers) aufgeklebt. In diese Kammern wird das Allergen in Vaseline-Grundlage über eine Spritze eingebracht. Die Pflasterstreifen werden auf den Rücken geklebt.

Nach ein bis zwei Tagen werden die Pflasterstreifen entfernt. Eine erste Beurteilung der entstandenen Rötung oder Quaddel erfolgt direkt. Das Testergebnis kann nach einem weiteren Tag abgelesen werden.

Mit diesem Test können Kontakt-Allergien z. B. gegen Nickel, Perubalsam oder Konservierungsmittel nachgewiesen werden. In der Regel ist hier keine Hyposensibilisierung möglich. Im Vordergrund steht das Meiden des Allergens.

Dieses Testverfahren wird viel im Bereich von Allergenkontakt im beruflichen Umfeld genutzt. Bestehen keine Alternativen zum identifizierten Allergen, kann ein Berufswechsel notwendig werden.

Nasale Provokation

Bei der nasalen Provokation wird eine Verringerung des Atemflusses durch die Nase nach Reaktion auf das Allergen festgestellt. Hierzu wird mit einem Rhinomanometer der Atemfluss durch die Nase vor und nach Reizung mit dem Allergen gemessen.

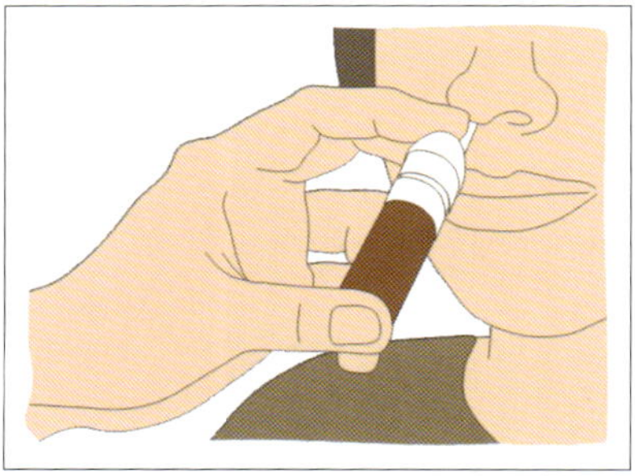

Abb. 18: Nasale Provokation

Die Messung erfolgt in mehreren Stufen, jeweils nach entsprechender Reaktionszeit für die Schleimhäute.

- Der Patient atmet normal mit geschlossenem Mund
- Leermessung zu Beginn
- Messung nach Gabe einer Negativ-Kontrolle
- Messung nach Allergen-Gabe
- Messungen bis 20 Minuten nach Allergen-Kontakt

Beim Einspritzen der Lösungen in die Nase ist darauf zu achten, dass das Allergen nicht in die Lunge eingeatmet wird, was schwere Reaktionen zur Folge haben kann. Um sicher zu gehen, kann der Patient gebeten werden, während dem Einspritzen ein lang gezogenes „i“ zu erzeugen. Hierdurch wird die Stimmritze weitgehend geschlossen.

Während der Messung wird regelmäßig kontrolliert, ob der Patient durchgehend den Mund geschlossen hält. Zusätzliche Atmung durch den Mund verfälscht das Ergebnis.

Bronchiale Provokation

Die bronchiale Provokation erhärtet den Verdacht gegen ein auslösendes Allergen durch die Aufzeichnung der Reaktion der Lungenfunktion nach Allergen-Kontakt.

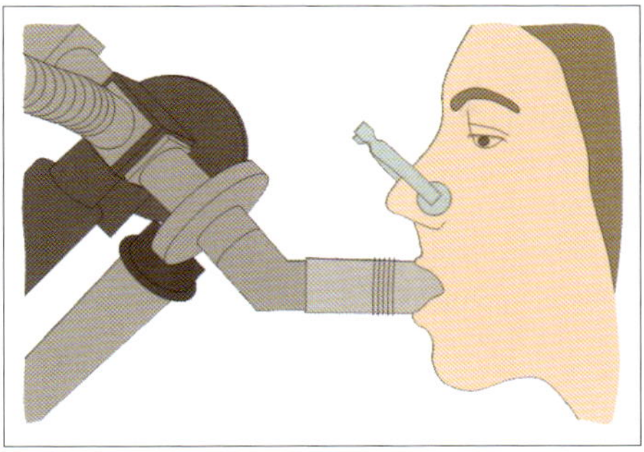

Abb. 19: Bronchiale Provokation

Die Messung erfolgt in ansteigender Allergen-Dosis, jeweils nach 10 min Reaktionszeit.

- Bestimmung der normalen Lungenfunktion des Patienten
- Reaktion der Lungenfunktion auf Kochsalz-Lösung als Negativ-Kontrolle
- Allergen-Gabe zunächst in starker Verdünnung
- Allergen-Gabe in steigender Konzentration
- Bei einem definierten Abfall der Lungenfunktion wird gestoppt

Je nach Reaktion des Patienten wird die Beeinträchtigung der Lungenfunktion durch ein Asthmaspray abgefangen.

Die Messung erfolgt in einer geschlossenen Provokationskammer, um Reaktionen durch Verunreinigungen ausschließen zu können.

Da bei diesem Testverfahren starke allergische Reaktionen stattfinden können, muss eine entsprechende Notfall-Ausrüstung bereit stehen.

Bluttests

Die Bestimmung der Gesamt-IgE-Konzentration im Blut hat keine alleinige Aussagekraft. Ein erhöhter Wert kann auf eine aktuell ablaufende allergische Erkrankung hinweisen. Andere Krankheitsbilder können diesen Wert jedoch ebenfalls bedingen.

Zur Bestätigung relevanter Allergene kann im Blut über RAST-Antikörper das spezifische IgE bestimmt werden.

Eine geringe Menge Serum wird hierzu mit Antikörpern versetzt und die Menge gebundener Antikörper bestimmt. Hierdurch ist eine Aussage über den Grad der Sensibilisierung gegen das Allergen möglich. Die Einteilung des Schweregrads erfolgt in 4 bis 6 RAST-Klassen.

4. Hyposensibilisierung

Die Hyposensibilisierung, auch Spezifische Immuntherapie (SIT), bewirkt bezogen auf das behandelte Allergen eine Normalisierung im Zellhaushalt des Immunsystems.

Allergisch reagierende Patienten haben weniger T_{reg}-Zellen und ein Missverhältnis zwischen T_H1- und T_H2-Zellen. Aus diesen Gründen wird bei der Allergen-Abwehr statt mit IgG vermehrt mit IgE geantwortet, was zu den allergischen Symptomen führt.

Durch die Hyposensibilisierung werden die Anzahl der T_{reg}-Zellen und das T_H1/T_H2-Verhältnis wieder auf ein gesundes Maß eingestellt.

Die Hyposensibilisierung stellt damit die einzige Therapie dar, die bei IgE-vermittelten allergischen Erkrankungen an einem Grundpfeiler der Erkrankung angreift.

Für Patient und Arzt bringt sie folgende Nutzen:

- Verhindert den Etagenfortschritt (schützt vor Ausweitung zu Asthma)
- Weniger neue Sensibilisierungen
- Geringerer Medikamenten-Verbrauch
- Langfristig weniger Symptome

Der Patient erhält seine Lebensqualität zurück.

Zur Durchführung einer Hyposensibilisierung sind bestimmte Einschluss-Kriterien zu erfüllen:

- Nachweis einer IgE-vermittelten Sensibilisierung
- Eindeutiger Zusammenhang zwischen Beschwerden und Allergenkontakt
- Allergen kann nicht gemieden werden

Die Untersuchung des Patienten, die Entscheidung zur Hyposensibilisierung und die Auswahl der Allergene zur Therapie sollten nur durch einen Facharzt mit allergologischen Fachkenntnissen erfolgen.

Aufgrund möglicher Gefahren und Nebenwirkungen sind folgende Ausschluss-Kriterien zu beachten:

- Unzureichend behandeltes Asthma
- Herz-Erkrankung
- ß-Blocker-Dauertherapie
- Massive Schwächung des Immunsystems
- Aktuelles Tumorleiden
- Schwangerschaft aktuell oder geplant
- Nicht beherrschbare systemische Reaktion befürchtet

Eine asthmatische Erkrankung gilt als unzureichend behandelt, wenn in der Lungenfunktion der Parameter FEV_1 kleiner 70% des Normwerts ist.

Patienten mit Herz-Erkrankungen sollten ausgeschlossen werden, da im Falle einer überschießenden allergischen Reaktion Adrenalin zu verabreichen ist. Dies kann bei Herzpatienten zu schwerwiegenden Komplikationen führen. β-Blocker verringern die Schwelle des Immunsystems, überschießend zu reagieren und behindern die Wirkung von Adrenalin.

Mit der aktuellen Leitlinie wurde der Ausschluss von Patienten mit Tumorleiden auf diese mit akuter Erkrankung eingegrenzt. Liegt das akute Stadium Jahre zurück, so kann eine Hyposensibilisierung erfolgen.

Bei geplanter oder aktueller Schwangerschaft wird aufgrund des Nebenwirkungsrisikos keine Therapie gestartet. Wird eine Patientin während der Behandlung schwanger, so kann sie weiter die Therapie erhalten, wenn bislang keine wesentlichen Reaktionen beobachtet worden sind.

In begründeten Einzelfällen ist auch bei Patienten mit den genannten Ausschluss-Kriterien eine Hyposensibilisierung möglich. Besonders bei Allergien gegen Insektengift überwiegt der Nutzen meist deutlich dem Risiko.

Auswahl des Allergen-Extrakts

Bei der subcutanen Immuntherapie (SCIT) spritzt der Arzt das Allergen in aufsteigender Dosis unter die Haut des Patienten. Ist die Höchstdosis erreicht, so kann diese als Erhaltungsdosis in monatlichem Abstand weiter verabreicht werden.

Hierzu stehen dem Arzt verschiedene Substanzklassen zur Verfügung. Es ist zu unterscheiden zwischen nativem Allergen-Extrakt (wässrig oder als Depot), Allergoid (ohne und mit Zusätzen) und depigmentiertem Allergoid. Die Präparate unterscheiden sich im Herstellungsverfahren und daraus folgend in Sicherheitsprofil, Aufdosierungs-Zeitraum und zuführbarer Allergen-Menge.

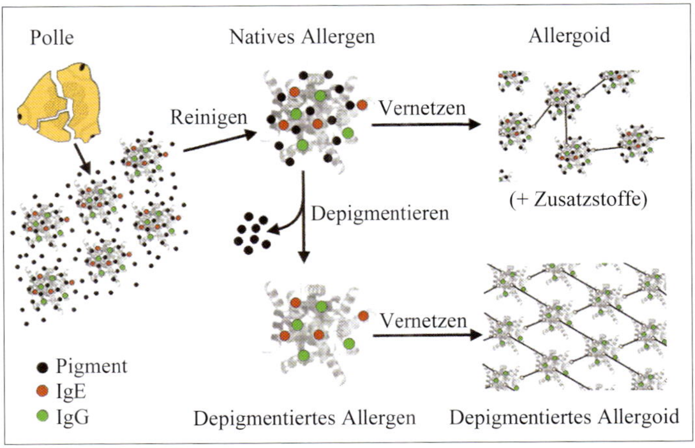

Abb. 20: Unterscheidung der Allergen-Extrakte

Die Allergene werden im ersten Schritt von den direkt zugänglichen Pigmenten befreit. Das so erhaltene native Allergen findet in Nativ-Extrakten Einsatz. Beim Vernetzen zum Allergoid werden nahe der IgE-Bindungsstellen Brücken eingebaut, wodurch diese zum Teil blockiert werden. Bei einem depigmentierten Allergoid wird vor dem Vernetzen weiteres Pigment aus dem Allergen entfernt, so dass die Vernetzung und IgE-Blockade vollständiger wird.

Bei der sublingualen Immuntherapie (SLIT) erfolgt die Anwendung durch den Patienten zu Hause. Die Aufdosierung wird zur Unterweisung des Patienten in der Arztpraxis gestartet. Nach der Aufdosierung wird das Allergen in der Regel täglich unter die Zunge gebracht.

Hier werden bislang native Allergen-Extrakte verwendet. Die Präparate unterscheiden sich durch Aufdosierung, Menge und Anwendungsdauer der Einzeldosis, Temperatur-Stabilität und zugeführter Allergen-Menge. Zur Verfügung stehen Tropfen, Spray oder Schmelztabletten.

In Stellungnahmen der Fachgesellschaften wird die subcutane Immuntherapie bevorzugt, da bei der Allergen-Gabe durch den Arzt die standardisierte Behandlung sichergestellt ist. Der Erfolg der sublingualen Immuntherapie ist stark von der Disziplin des Patienten abhängig. Über drei Jahre muss er täglich seine Medikation unter die Zunge bringen und diese dort für einige Minuten wirken lassen.

Die sublinguale Therapie wird vor allem gewählt, wenn der Patient Angst vor Spritzen hat oder nicht in den notwendigen Intervallen zur Spritze in die Praxis kommen kann.

Bei beiden Immuntherapien kommen verschiedene Therapie-Schemata zum Einsatz. Im Wesentlichen wird unterschieden zwischen:

- Perennial: ganzjährig durchgehende Therapie
- Präsaisonal: Intervall-Therapie außerhalb des Pollenflugs
- Kurzzeit: kurze Therapie vor der Pollensaison

Auch andere Formen mit z. B. Start in der Saison oder Behandlung nur in der Saison (co-saisonal) werden erprobt. Bei Präparaten mit langer Aufdosierung stehen in der Regel auch Cluster- oder Rush-Verfahren zur Verfügung, die mehrere Aufdosierungsschritte auf wenige Tage zusammen fassen.

Jede dieser Therapie-Varianten wird über drei Jahre durchgeführt. Die Wahl des Schemas erfolgt nach den zeitlichen Möglichkeiten des Patienten. Die besten Erfolgsraten sind bislang für die perenniale Therapie dokumentiert.

Entscheidend für den Therapieerfolg ist die kumulative Dosis. Je mehr Allergen während der Behandlung zugeführt werden kann, desto stärker ist die Wirkung.

Je schneller eine hohe kumulative Dosis erreicht werden kann, desto schneller sollte der Wirkeintritt sein.

Für starke und schnelle Wirkung sollte demnach eine möglichst hohe Allergendosis in Verbindung mit einer möglichst schnellen Aufdosierung anzustreben sein.

Mehrere Allergene können in einer Lösung gemischt werden. So muss nicht pro therapiertem Allergen ein eigener Extrakt verabreicht werden. Empfohlene Allergenmischungen sind z. B. Hausstaubmilben vom Typ Dermatophagoides, Gräser sowie Birkengewächse (Birke, Erle, Hasel).

Folgende Punkte sind beim Mischen von Allergenen zu bedenken:

- Maximal vier Allergene in einer Lösung
- Gegenseitiger enzymatischer Abbau der Allergene
- Unterschiedliche Saisonalitäten meiden

Beim Zusammenführen mehrerer Allergen-Lösungen zu einer Mischung wird die Menge des einzelnen Allergens reduziert. Die Grenze von 3 bis 4 Allergenen pro Mischung ist sinnvoll, damit die Konzentration des einzelnen Allergens noch im wirksamen Bereich bleibt.

Bei Mischungen über Allergengruppen hinweg kann ein gegenseitiger emzymatischer Abbau stattfinden. Aus diesem Grund dürfen z. B. Milben und Schimmelpilze nicht in einer Flasche zusammengeführt werden.

Zumindest bei älteren Präparaten sollten Pollen mit unterschiedlichen Blühperioden nicht in einer Flasche gemischt werden. Bei entsprechendem Pollenflug muss das Präparat unter Umständen wegen möglicher Nebenwirkungen ausgesetzt werden. Deckt eine Flasche mehrere Blühphasen ab, so muss ggf. sehr lange ausgesetzt werden. Bei getrennten Präparaten könnte das aktuell nicht blühende Allergen evtl. bereits wieder verabreicht werden.

Therapieallergene-Verordnung

Zum November 2008 ist die Therapieallergene-Verordnung in Kraft getreten. Ziel dieser Verordnung ist, gleiche Anforderungen an Qualität, Wirksamkeit und Unbedenklichkeit der Allergen-Extrakte zu schaffen.

Hierzu werden alle Allergen-Extrakte einer Chargenprüfung unterworfen.

Regelmäßig eingesetzte Allergene unterliegen zusätzlich einer Zulassungspflicht:

- Süßgräser außer Mais
- Frühblüher (Birke, Erle, Hasel)
- Hausstaubmilben der Gattung Dermatophagoides
- Bienen-/Wespengift

Auch Mischungen, die diese Einzelallergene enthalten, müssen zugelassen werden.

Allergene, die nicht zu den oben aufgeführten Gruppen zählen, können weiterhin ohne Zulassung als Individual-Allergene angeboten werden.

Durch Übergangsfristen können Präparate, die keine Zulassung anstreben, noch bis November 2011 auf dem Markt verbleiben.

Die Zulassung muss bis November 2010 beantragt sein. Bis spätestens 2016/17 muss die Zulassung abgeschlossen sein. In der Zwischenzeit verbleibt das Präparat ohne Zulassung uneingeschränkt im Markt.

Auf der Grundlage von Major- und Minorallergenen können homologe Gruppen gebildet werden. Hier werden kreuzreaktive Allergene in Gruppen zusammen gefasst und Leitsubstanzen definiert, mit denen stellvertretend eine Hyposensibilisierung für alle Mitglieder der Gruppe durchgeführt werden kann.

homologe Gruppe	Allergen
Birke	**Birke** Erle Hasel Eiche Hainbuche
Wiesenlieschgras Knäuelgras Wiesenrispe	**Wiesenlieschgras** **Knäuelgras** **Wiesenrispe** Honiggras Lolch Ruchgras Wiesenschwingel Gerste Hafer Roggen Weizen
Hausstaubmilben	**Dermatophagoides pteronyssinus** **Dermatophagoides farinae**
Oleaceae	**Esche** **Olive** Flieder Linguster
Cypressaceae	**Wacholder** **Zypresse**
Kräuter	**Beifuß** **Traubenkraut** Glaskraut

Abb. 21: Homologe Gruppen

Die Leitsubstanzen der homologen Gruppen sind in Fettschrift hervor gehoben.

Durchführen der Hyposensibilisierung

Vor Beginn einer Hyposensibilisierung muss der Patient über Nutzen und Risiken der Behandlung aufgeklärt werden. Dies ist schriftlich mit der Unterschrift des Patienten zu dokumentieren.

Vor der Injektion ist der aktuelle Gesundheitszustand des Patienten zu klären. Mögliche neue Risikofaktoren sind vor jeder Spritze erneut zu erheben und zu bewerten.

- Allgemeinzustand erfragen
- Aktuelle allergische Symptomatik erfragen
- Bei Asthmatikern ggf. Lungenfunktion durchführen
- Aktuelle Einnahme von Medikamenten klären
- Verträglichkeit der vorangegangenen Injektion erfragen
- Therapieplan kontrollieren und Eintragungen vornehmen

Sollte der Patient aktuell nennenswerte allergische Symptome aufweisen oder an einem Infekt leiden, so ist die Injektion zu verschieben. Nach dem Abklingen der Beschwerden wird die Therapie fortgeführt. Wird hierdurch die maximal vorgesehene Zeitspanne zwischen zwei Spritzen der Hyposensibilisierung überschritten, so ist eventuell eine Dosisanpassung erforderlich. Die notwendigen Anpassungen sind der Dosierungsempfehlung oder Fachinformation zu entnehmen.

Um Gefährdungen durch neue Begleitmedikation einschätzen zu können, werden die aktuell eingenommenen Medikamente erfragt.

Die Einnahme eines Antihistaminikums ist möglich, doch unterdrückt dieses erste Warnzeichen einer Anaphylaxie! Der Patient muss vor dem Verlassen der Praxis eingehend untersucht werden, damit er nicht später unbeobachtet in eine lebensbedrohliche Situation gerät. Möglichst sollte das Antihistaminikum erst nach der Wartezeit in der Praxis eingenommen werden.

Für das Durchführen der Injektion gelten folgende Regeln:

- Injektion nur durch den Arzt
- Injektionsstelle eine Handbreit oberhalb des Ellbogen, bevorzugt an der Streckseite
- Streng subcutan
- Wiederholt aspirieren und kontrollieren
- Hautfalte anheben, um i.m.-Injektion zu vermeiden

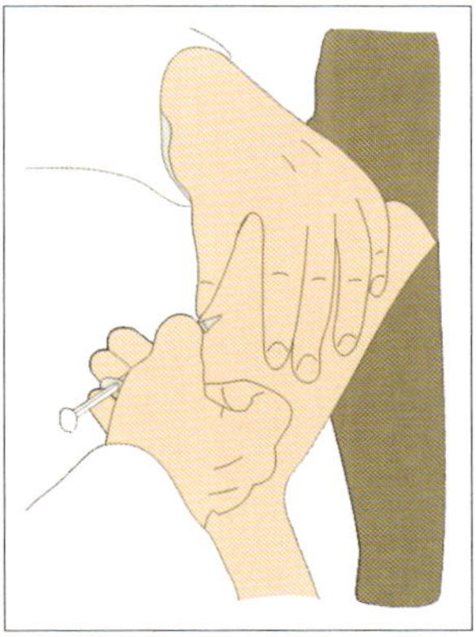

Abb. 22: Injektionsort

Wie Untersuchungen zur Injektionstechnik durch Dr. Mühlmeier am Bundeswehrkrankenhaus Ulm ergeben haben, führen folgende zusätzliche Schritte zu einer möglichst gut verträglichen Injektion:

- Steiles Einstechen in tiefe subcutane Schichten
- Einspritzen unter rhythmischem Wackeln der Hautfalte
- Langsames Herausziehen der Nadel

Durch das rhythmische Lockern und Anheben der Hautfalte wird die eingespritzte Substanz direkt gut verteilt. Somit verbleibt beim langsamen Herausziehen der Nadel kein Alkohol im Stichkanal, der ansonsten zu Lokalreaktionen führen kann.

Nach jeder Injektion gilt für alle Patienten ohne Ausnahme eine Wartezeit von 30 Minuten in der Praxis!

Sollte der Patient in seltenen Fällen übermäßig auf die Injektion reagieren, so treten in der ersten halben Stunde üblicherweise die allergischen Frühreaktionen auf, die auf eine drohende Anaphylaxie hinweisen. Werden diese Hinweise übersehen, so kann der Patient später unbeobachtet in einen lebensbedrohlichen Zustand geraten.

Für 24 Stunden ist eine zusätzliche Belastung des Immunsystems zu vermeiden:

- Kein Alkohol
- Keine sportliche Anstrengung
- Keine Sauna

Die Hyposensibilisierung entspricht laut Weltgesundheitsorganisation (WHO) einer Impfung. Demnach sind weitere Impfungen zwei Wochen lang zu vermeiden.

Hochgradig sensibilisierte Patienten, bei denen mit starker systemischer Reaktion bei Allergenkontakt zu rechnen ist, erhalten ein Notfallset (siehe nächstes Kapitel).

5. Anaphylaxie

Während der Hyposensibilisierung treten sehr selten allergologische Notfälle auf. Als Haupt-Risikofaktor gilt ein Dosierungsfehler bei der Injektion.

In Einzelfällen kann ein Patient bereits bei der Hauttestung anaphylaktisch reagieren.

Die Anaphylaxie zeigt sich durch übersteigerte Symptome einer allergischen Sofortreaktion, wie man sie von der „normalen Allergie“ kennt. Hinzu kommen weitere systemische Reaktionen, die sich überall im Organismus darstellen können.

Innerhalb von Minuten oder im Extremfall innerhalb von Sekunden werden die Blutgefäße durchlässiger für Flüssigkeiten. Der Kreislauf kann schnell große Flüssigkeitsmengen verlieren.

Hier ist ein schnelles Handeln erforderlich. Die Anaphylaxie wird hierzu in vier Schweregrade eingeteilt. Ein Stufenschema zeigt auf, wie in den verschiedenen Stufen zu therapieren ist.

Schweregrade

Zur Beurteilung der Schwere einer anaphylaktischen Reaktion dient die nachfolgende Einteilung. Nicht alle angegebenen Beschwerden müssen vorhanden sein. Ausschlag gebend zur Einstufung ist das schwerwiegendste Symptom.

Grad	Haut	Bauch	Atmung	Kreislauf
I	Juckreiz Rötung Quaddeln Schwellung			
II	Juckreiz Rötung Quaddeln Schwellung	Übelkeit Krämpfe	Naselaufen Heiserkeit Atem-Störung	Puls-Anstieg Blutdruck-Abfall
III	Juckreiz Rötung Quaddeln Schwellung	Erbrechen Stuhlgang	Rachen-Schwellung Lungen-Krämpfe Blaufärbung	Schock
IV	Juckreiz Rötung Quaddeln Schwellung	Erbrechen Stuhlgang	Atem-Stillstand	Kreislauf-Stillstand

Abb. 23: Schweregrade der Anaphylaxie

Die Hautbeschwerden wie Juckreiz oder Quaddel sind nicht auf die Einstichstelle bezogen – hier hilft ein Antihistaminikum als Gel. Beobachtet wird das Symptom an einem anderen Teil des Körpers.

Die Anaphylaxie kann auf einer Stufe zunächst stehen bleiben und sich dann unerwartet über mehrere Grade verschlimmern. Diese Unvorhersehbarkeit des Verlaufs macht eine enge Überwachung des Patienten erforderlich, damit ein Fortschreiten nicht übersehen wird.

Medikamentöse Therapie

Neben der geeigneten Lagerung des Patienten und dem schnellst möglichen Anlegen eines möglichst großlumigen intravenösen (i.v.) Zugangs richtet sich die Therapie nach dem Schweregrad gemäß einem Stufenplan.

Grad	Aktion	Medikamente	Überwachung
I		Antihist. H_1 i.v. Glukokortikoid i.v.	Nachbeobachtung
II (Herz)	Adrenalin i.m. i.v.-Zugang mit Volumen Sauerstoff	Glukokortikoid i.v. Antihist. H_1+H_2 i.v.	Krankenhaus
II (Atmung)	Adrenalin inhal. (i.m.) i.v.-Zugang mit Kolloid Sauerstoff β_2-Agonist inhal.	Antihist. H_1 i.v. Glukokortikoid i.v. (β_2-Agonist i.v.)	Krankenhaus
III	Adrenalin i.m. i.v.-Zugang mit Kolloid Sauerstoff	Adrenalin i.v. Glukokortikoid i.v. Antihist. H_1+H_2 i.v.	Krankenhaus
IV	Wiederbelebung	Adrenalin i.v. ...	Intensiv-Station

Abb. 24: Behandlung entsprechend Schweregrad (zu Grad IV / Wiederbelebung siehe unten)

Aufgrund der Dynamik einer Anaphylaxie wird die Behandlung ständig neu angepasst.

Ein nach leichten Symptomen wieder stabilisierter Patient sollte erneut eine Kontrollphase von 30 Minuten einhalten. Bei erneuten Symptomen innerhalb von 24 Stunden sollte er sofort einen Arzt rufen, da eine ausgeprägte Spätreaktion möglich ist.

Sobald der Patient systemisch reagiert wird der Notarzt hinzu gezogen Der Patient wird ins Krankenhaus eingewiesen und für 24 Stunden überwacht.

Notfallset

In allergologisch tätigen Arztpraxen kann zum schnellen Ersteinsatz bei anaphylaktischen Reaktionen ein Notfallset bereit liegen Dieses Notfallset besteht aus

- Antihistaminikum, z. B. Fenistil® als Tablette oder Tropfen
- Kortikoid, z. B. Celestamine® als Tablette oder Tropfen
- Adrenalin als Autoinjektor, Fastjekt® oder Anapen®
- β_2-Sympathomimetikum als Inhalationsspray

Bei der Gefahr einer Rachenschwellung sind Säfte geeigneter als Tabletten.

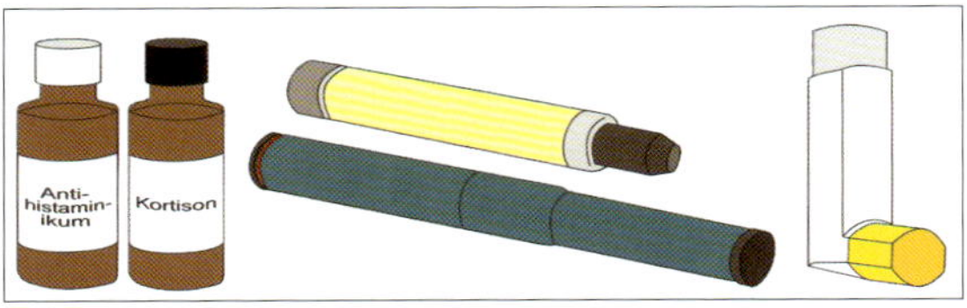

Abb. 25: Notfallset

Folgende Dosierungsempfehlung kann der Literatur entnommen werden:

Körpergewicht	**< 7,5 kg**	**7,5-15 kg**	**15-30 kg**	**> 30 kg**
Adrenalin-Autoinjektor	1:10.000 i.m. 0,1 ml / kg	150 µg	150 µg	300 µg
kurzwirks. β_2-Dosieraerosol	2 - 4 Hübe	2 - 4 Hübe	2 - 4 Hübe	2 - 4 Hübe
H_1-Antihist. (Cetirizin)	5 ml	5 ml	5 ml	10 ml
Glukokortikoid (Celestamine)	1 ml / kg	1 ml / kg	mind. 15 ml	30 ml

Abb. 26: Dosierung des Notfallsets

Für Kinder unter 7,5 kg Körpergewicht ist der Autoinjektor nicht einsetzbar. Hier wird aus einer Ampulle Adrenalin eine entsprechende Verdünnung hergestellt und die Dosis dem Körpergewicht gemäß gespritzt.

Auch hochgradig anaphylaktisch gefährdete Patienten sollten ein Notfallset mit sich führen – vor allem bei Sensibilisierung gegen Insektengift.

Die gefährdeten Patienten und ggf. deren Angehörige sind im Umgang mit dem Notfallset vertraut zu machen. Die Reihenfolge der Einnahme, Dosierung und weitere Schritte sind auf einem Notfallplan zusammengestellt.

Patienten-Notfallplan

Der Notfallplan fasst die Maßnahmen beim anaphylaktischen Notfall für den Betroffenen oder seine Begleiter zusammen.

Der Plan wird hier nur grob strukturiert vorgestellt. Vorlagen sind über Fachgesellschaften oder Hersteller von Notfall-Medikamenten zu beziehen.

Sinnvoll ist eine Untergliederung in zwei Bereiche:

- Beginnende anaphylaktische Reaktion mit z. B. Unwohlsein, Angstgefühl, Juckreiz, Rötung, Quaddeln, Schwellung
  - Notruf 112, Antihistaminikum und Kortison einnehmen, Autoinjektor bereit halten
- Akute anaphylaktische Reaktion mit z. B. Kreislauf-Schwäche, Erbrechen, Atem-Störung, Bewusstlosigkeit
  - sofort Autoinjektor anwenden, bei Atemnot Asthmaspray verabreichen, Notruf 112, sofern ansprechbar Antihistaminikum und Kortison einnehmen

Auf dem Notfallplan müssen die Namen der Medikamente und deren (ggf. stufenweise) Dosierung genau angegeben sein.

Wie aus diesem Ablauf ersichtlich ist, muss der hochgradig gefährdete Allergiker stets ein Mobiltelefon mit sich führen.

Anwendung des Adrenalin-Autoinjektors

Sobald der Patient systemisch reagiert, muss schnellst möglich Adrenalin gegeben werden. Eine schnelle und sichere Möglichkeit hierzu ist der Autoinjektor zur intramuskulären (i.m.) Injektion in den Oberschenkel. Autoinjektoren gibt es in Dosierungen für Erwachsene (300 µg) und Kinder (150 µg). Die Injektion ist durch die Kleidung möglich. Ist kein Autoinjektor verfügbar, so kann in der Arztpraxis alternativ unverdünntes Adrenalin aufgezogen und die entsprechende Menge i.m. appliziert werden. Die Gabe kann in Abhängigkeit von Wirkung und Nebenwirkung etwa alle 10 Minuten wiederholt werden.

Der Autoinjektor verfügt in der Regel über nur eine Dosis und kann somit nicht mehrfach verwendet werden!

Die intravenöse Gabe von Adrenalin bleibt aufgrund der schwierigen Titration und der leicht möglichen Überdosierung absolut lebensbedrohlichen Zuständen vorbehalten.

Das Praxisteam als auch der gefährdete Patient (und seine Angehörigen) müssen im schnellen und sicheren Umgang mit dem Autoinjektor geschult sein.

Nach dem Entfernen der Schutzkappe(n) wird der Autoinjektor fest auf den äußeren Oberschenkel gepresst – ggf. mit Drücken des Auslösers. Die Injektion erfolgt durch die Kleidung. Erst nach zehn Sekunden wird der Injektor wieder heraus gezogen und so abgelegt, dass eine Verletzung an einer evtl. hervor stehenden Nadel vermieden wird.

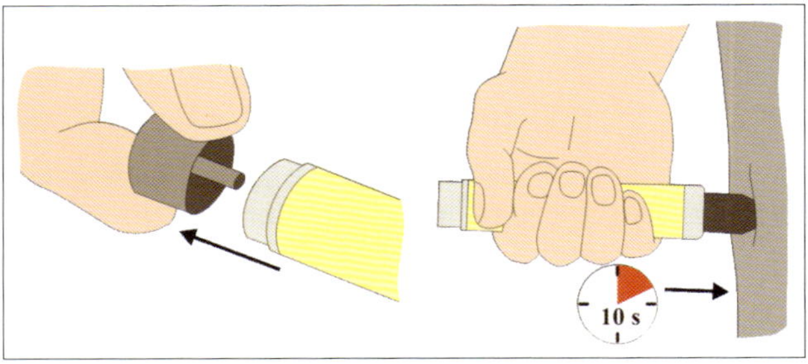

Abb. 27: Anwendung des Fastjekt®

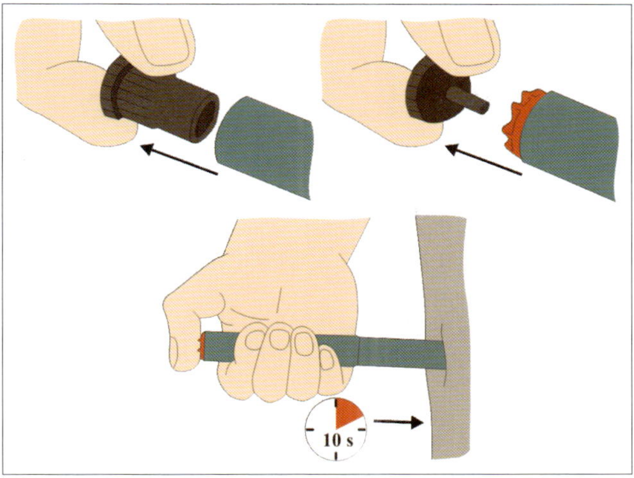

Abb. 28: Anwendung des Anapen®

Die Injektion erfolgt optimalerweise kurz hinter der seitlichen Hosennaht, damit die Nadel nicht durch Gegenstände in der Hosentasche behindert wird.

Diese kurze Übersicht zur Anwendung des Fastjekt® und Anapen® kann eine praktische Unterweisung durch geschultes Personal nicht ersetzen.

6. Praxis-Notfall

Eine Notfall-Situation in der Praxis tritt in der Regel plötzlich und ohne Vorankündigung ein. Der Notfall erfordert schnelles, zielgerichtetes Handeln in einer Situation, die völlig außerhalb des Praxis-Alltags steht.

Aus diesem Grund ist es wichtig, dass jede Praxis einen entsprechenden Notfall-Ablauf entwickelt, der regelt, wer welche Aufgaben in welcher Reihenfolge auszuführen hat. Dieser Ablaufplan muss jedem Mitarbeiter bekannt sein und regelmäßig geübt werden.

Jeder Praxis-Mitarbeiter – egal ob Arzt, Arzthelferin oder Praktikant – muss wissen, wo die Notfall-Ausrüstung zu finden ist. Festes Praxispersonal muss darin unterwiesen sein, welche Ausrüstung sich im Notfall-Koffer befindet und wie sie einzusetzen ist.

Die Ausrüstung ist regelmäßig auf Vollständigkeit, Haltbarkeit und einwandfreie Funktion zu untersuchen.

Notfall-Ausrüstung

Die Leitlinie „Akuttherapie anaphylaktischer Reaktionen“ spricht eine Empfehlung aus, welche Notfall-Ausrüstung in einer allergologisch tätigen Praxis vorzuhalten ist:

- Diagnostik:
  Stethoskop, Blutdruck-Messgerät
- Zugang:
  Stauschlauch, Spritzen, Venenverweil-Kanülen, Infusionsbesteck
- Beatmung:
  Sauerstoff mit Maske/Brille
  Güdel-Tubus, Ambu-Beutel, Absaug-Vorrichtung, Intubationsbesteck
- Medikamente:
  Adrenalin zur Injektion
  H_1- und H_2-Antihistaminika zur i.v.-Injektion
  Glukokortikoid zur i.v.-Injektion
  Bronchodilatator (rasch wirksames β_2 -Spray)
  Infusionen (NaCl / Elektrolyt, Kolloid)
  [Amiodaron (gemäß Leitlinie zur Wiederbelebung)]
  [Atropin (gemäß Leitlinie zur Wiederbelebung)]
- Automatischer Externer Defibrillator

Die Notfall-Ausrüstung wird sehr selten zum Einsatz kommen. Im Ernstfall muss sie dennoch schnell griffbereit sein. Entsprechend sollte der Aufbewahrungsort gewählt werden.

Unter Berücksichtigung der Praxisräume kann im Vorfeld überlegt werden, wo im Notfall die Ausrüstung platziert werden kann. Ein unbedacht abgelegter Koffer wird schnell zur Stolperfalle, blockiert Helfer oder kann nicht vollständig genutzt werden.

Bei einer eingebauten Sauerstoffflasche ist die Platzierung der Notfall-Ausrüstung in Kopfnähe des Patienten vorzuziehen.

7. Wiederbelebung bei Erwachsenen

Die Herz-Lungen-Wiederbelebung (HLW, auch Cardiopulmonale Reanimation (CPR)) ist ein Wettlauf mit der Zeit.

Bereits 4 Minuten nach dem Kreislauf-Stillstand entstehen erste bleibende Hirnschäden. Nach 10 Minuten ohne Maßnahmen besteht unter normalen Bedingungen praktisch keine Überlebenschance mehr.

Die sofortige Wiederbelebung mittels Basismaßnahmen sichert die Überlebenschance. Liegt ein Kreislauf-Stillstand aufgrund von Kammerflimmern vor, so verschlechtert sich die Aussicht auf erfolgreiche Wiederbelebung mit jeder Minute ohne Defibrillation um 10 bis 15 %.

Das Ziel der ERC-Leitlinien ist

- den Notfall frühzeitig erkennen – und somit den Kreislauf-Stillstand verhindern
- Herzdruckmassage rasch starten
- Defibrillation schnellst möglich durchführen
- qualifizierte Behandlung nach Wiedererlangung des Kreislaufs

Als Ersthelfer kommt hierbei jeder in Frage.

Das Einzige, was man falsch machen kann, ist nichts zu tun. Unterlassene Hilfeleistung wird laut Gesetzgeber bestraft.

Medizinisches Personal sollte zumindest mit angemessenen Basismaßnahmen die Zeit bis zum Eintreffen des Rettungsdienstes überbrücken können.

In den folgenden Abschnitten wird detailliert auf die einzelnen Maßnahmen eingegangen. Am Ende des Kapitels befindet sich ein zusammenfassendes Schema.

Auf Sicherheit achten

Beim Auffinden einer leblosen Person sollte die Umgebung schnell auf mögliche Gefahrenquellen untersucht werden.

Im Straßenverkehr versteht sich das Absichern der Unfallstelle von selbst. Wird der Helfer aufgrund mangelhafter Absicherung selbst von einem weiteren Fahrzeug erfasst, so kann er dem ursprünglich Verunfallten nicht mehr helfen.

In anderen Bereichen sind die Gefahren nicht immer offensichtlich. Geachtet werden sollte unter anderem auf Gefahr durch elektrischen Strom, giftige Substanzen oder Gase z. B. in Gruben oder Kellern.

Auch die Infektionsgefahr für den Helfer muss bedacht werden.

Benutzen Sie unbedingt Handschuhe!

Bei Situationen, die eine schnelle notfallmedizinische Hilfe erfordern, kann schnell ein Kontakt mit fremden Körperflüssigkeiten erfolgen.

Greifen Sie bei der Beatmung auf verfügbare Hilfsmittel zurück!

Weltweit haben sich nur sehr wenige Helfer bei einer ungeschützten Mund zu Mund-Beatmung angesteckt – keiner hat eine Beeinträchtigung zurück behalten.

Erst nachdem Sicherheit für den Helfer, den Betroffenen und andere Anwesende geschaffen ist, starten die weiteren Maßnahmen.

Kurzuntersuchung des Patienten

Wird eine leblose Person vorgefunden bzw. fällt eine Person plötzlich um und bleibt reglos liegen, so wird zunächst das Bewusstsein geprüft. Hierzu wird die Person laut angesprochen und leicht an der Schulter gerüttelt. Reagiert die Person, so wird sie entsprechend der Situation gelagert und ggf. ein Notruf abgesetzt.

Ist die Person bewusstlos, so wird laut um Hilfe gerufen und die Person auf den Rücken gedreht.

Zur Kontrolle der Atmung wird der Kopf des Bewusstlosen überstreckt. Das eigene Ohr wird über seinem Mund mit Blick auf den Brustkorb platziert. So wird gleichzeitig gesehen, ob sich der Brustkorb bewegt, gehört, ob Atmung stattfindet und bei Atmung ein Luftstoß gefühlt.

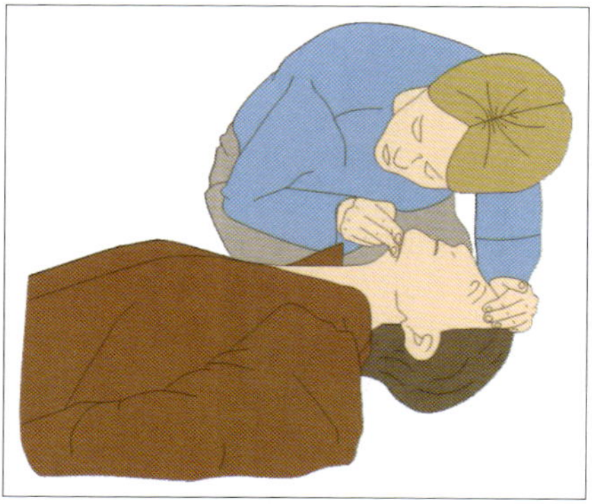

Abb. 29: Atemkontrolle

Die Atemkontrolle sollte maximal 10 Sekunden dauern, jedoch auch nicht zu kurz ausfallen, da normalerweise nur etwa 15 mal pro Minute geatmet wird.

Etwa 40 % der Patienten mit Kreislauf-Stillstand haben in den ersten Minuten Schnappatmung – eine schwache Atembewegung mit langen Atempausen. Diese ist nicht effektiv und wird wie fehlende Atmung behandelt.

Wird Atmung festgestellt, so wird der Bewusstlose in stabile Seitenlage gebracht und der Notruf veranlasst.

Bei fehlender Atmung erfolgt zuerst der Notruf, dann startet sofort die Wiederbelebung mit der Herzdruckmassage.

Eine Pulskontrolle durch Laien findet nicht statt, da Laien in einer Notfall-Situation den Puls nicht zuverlässig finden können.

In der Karotis-Pulskontrolle geübtes medizinisches Personal kann die Pulskontrolle gleichzeitig mit der Atemkontrolle durchführen. Keinesfalls dürfen hierdurch die weiteren Maßnahmen verzögert werden.

Im Zweifelsfall – wenn der Helfer sich unsicher ist, ob der Patient nur bewusstlos ist oder ein Kreislauf-Stillstand vorliegt – sollte eine Wiederbelebung begonnen werden.

Werden im Verlauf der Maßnahmen eindeutige Patienten-Bewegungen oder sonstige Lebenszeichen wahrgenommen, so wird die Wiederbelebung für eine erneute Kurzuntersuchung auf Atmung und ggf. Puls unterbrochen. Im Zweifel wird die Wiederbelebung fortgesetzt.

Eine begonnene Wiederbelebung wird so lange fortgesetzt, bis der Patient einen effizienten eigenständigen Kreislauf aufweist oder der Patient an den Rettungsdienst übergeben wird.

Sofern genügend Helfer verfügbar sind, ist unbedingt an die Dokumentation des Ablaufs zu denken. Die Ergebnisse der Kurzuntersuchung und die weiteren Schritte müssen mit Uhrzeit protokolliert und dem Rettungsdienst übergeben werden.

Stabile Seitenlage

Der bewusstlose Patient muss zum Freihalten der Atemwege und zum Verhindern, dass Erbrochenes eingeatmet wird, in die stabile Seitenlage gebracht werden – auch in der Arztpraxis.

In dieser Lagerung ist der geöffnete Mund der tiefste Punkt des Körpers, damit die Sekrete abfließen können. Um eine möglichst freie Atmung nicht zu ermöglichen, sollte kein Druck auf den Brustkorb wirken.

Aktuell wird eine im Vergleich zu früher deutlich vereinfachte Durchführung der stabilen Seitenlage empfohlen.

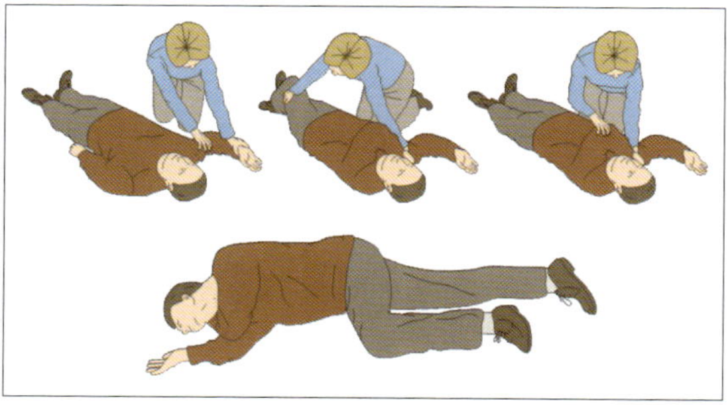

Abb. 30: Stabile Seitenlage

In kurzen Abständen werden die Vitalparameter des Bewusstlosen bestimmt – Atmung, Puls und Blutdruck – und mit Uhrzeit dokumentiert.

Der Güdel-Tubus ist ein leicht anzuwendendes Hilfsmittel, das bei der Sicherung der Atemwege eines Bewusstlosen unterstützt. Das Einbringen ist keine ärztliche Maßnahme und sollte vom Praxispersonal beherrscht werden.

Der Güdel-Tubus wird entgegengesetzt zur Endlage (mit der Biegung zur Stirn zeigend) angesetzt. Er wird seitlich der Zunge eingeschoben und dann unter leichtem Vorschub in die endgültige Lage zur Mitte hin eingedreht.

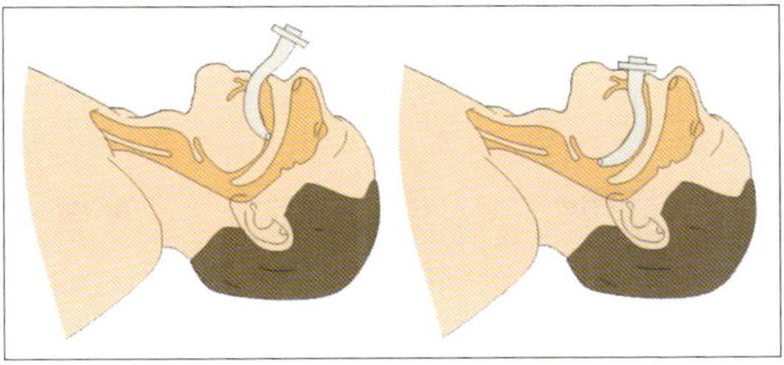

Abb. 31: Einsetzen des Güdel-Tubus

Für Erwachsene wird in der Regel eine Standardgröße verwendet. Die Nummerierung der Größe variiert je nach Hersteller. Die passende Größe kann vor dem Einbringen von außen bestimmt werden. Die Länge des Güdel-Tubus sollte der Entfernung von Mundwinkel bis Kieferwinkel des Patienten grob entsprechen.

Der Bewusstlose in Rückenlage muss unbedingt eng überwacht werden, damit er bei Erbrechen sofort in Seitenlage gebracht oder abgesaugt werden kann. Der Absaug-Katheter kann durch die Öffnung des Güdel-Tubus leicht an die richtige Stelle geführt werden.

Ziel muss sein, den Bewusstlosen schnellst möglich wieder in Seitenlage zu bringen.

Sollte eine Beatmung des Patienten notwendig werden, so kann der Güdel-Tubus in seiner Position belassen werden. Er stört weder bei der Beatmung Mund zu Mund noch beim Beatmen mit Beatmungsbeutel. Lediglich zur Intubation kann ein kurzes Entfernen sinnvoll sein.

Notruf

Ist der Helfer allein, so erfolgt der Notruf vor dem Start der Wiederbelebung. Anderenfalls läuft die Alarmierung des Rettungsdienstes parallel zu den Basismaßnahmen.

Gemeinsame Notrufnummer für Rettungsdienst und Feuerwehr ist bundesweit 112.

Da der Notfall in der Arztpraxis eine Ausnahme-Situation darstellt, die mit Aufregung verbunden ist, sollte im Vorfeld in Ruhe ein Aushang vorbereitet werden, der in direkter Nähe zum Telefon befestigt ist. Der Aushang enthält die Notruf-Nummer und zumindest die Adresse der Praxis.

Rettungsdienst
NOTRUF 1 1 2

„Hier spricht … von der Praxis Dr. Mustermann.

Wir brauchen einen Notarzt

für einen Patienten mit …
(Kreislauf-Stillstand / Herz-Problemen / Atemnot / …)

Unsere Praxis ist in Musterstadt, Stadtteil Oberdorf

in der Musterstraße 12, gegenüber der Tankstelle.“

Warten auf Rückfragen !

Abb. 32: Notruf-Aushang am Telefon

Dieser Aushang ist wörtlich abzulesen, damit alle notwendigen Informationen weitergegeben werden und durch die Aufregung bedingte Verwechslungen möglichst ausgeschlossen werden können. Ansonsten kann leicht Praxis- und Privat-Adresse verwechselt werden. Neues Personal oder Praktikanten nennen in der Aufregung unter Umständen die Adresse der Praxis, in der sie vorher tätig waren.

Unbedingt sollte die Stadt bzw. die Ortschaft mit Ortsteil genannt werden, um Verwechslungen bei mehrfach vorkommenden oder ähnlich klingenden Straße zu vermeiden. Hilfreich für den anrückenden Rettungsdienst ist der Hinweis auf markante Punkte in direkter Nähe wie Tankstellen, Supermärkte, Bäckereien etc. Versetzen Sie sich in die Lage des unter Zeitdruck anfahrenden Fahrers, der die Praxis sucht.

Optimal ist, wenn sie Helfer zur Einweisung abstellen können. Diese weisen dem Fahrzeug den Weg und geleiten das Team ggf. weiter durch das Haus. Weisen Sie die Einweiser darauf hin, dass eventuell mehrere Fahrzeuge kommen: Rettungswagen und Notarzt getrennt.

In Häusern mit Aufzug sollte dieser blockiert und bereit gehalten werden. Sehr hilfreich ist es, wenn ein Schlüssel in der Praxis vorliegt, mit dem die Kabine vergrößert wird oder eine Vorzugsfahrt ohne Außensteuerung erfolgen kann.

Zur Beruhigung der Wartenden im Wartezimmer können diese kurz informiert werden, dass ein Notfall behandelt wird und sich hieraus leider zusätzliche Wartezeit ergibt. So ist sichergestellt, dass die Behandlung nicht ständig durch aufgebrachte Patienten unterbrochen wird.

Herzdruckmassage

Zur Herzdruckmassage wird der Oberkörper der Person komplett frei gemacht. Dies erfolgt unabhängig von der Örtlichkeit (in der warmen Praxis oder in der winterlichen Fußgängerzone) und dem Geschlecht (bei Frauen wird auch der Büstenhalter entfernt). Hierzu wird die Kleidung im Zweifel aufgeschnitten oder aufgerissen. Spätestens sobald der Rettungsdienst eintrifft werden schnell Elektroden aufgebracht – hierzu wird Platz benötigt. Durch die freie Sicht sind ebenfalls aufschlussreiche Operationsnarben und implantierte Schrittmacher oder Defibrillatoren gut zu erkennen.

Eine Hand wird in der Mitte des Brustkorbs, auf die untere Hälfte des Brustbeins, gelegt. Die zweite Hand wird mit aufgelegt und die Finger verhakt. An diesem Druckpunkt ist in der Regel eine Kuhle zu sehen. Zur Orientierung kann auch die Höhe der Brustwarzen helfen.

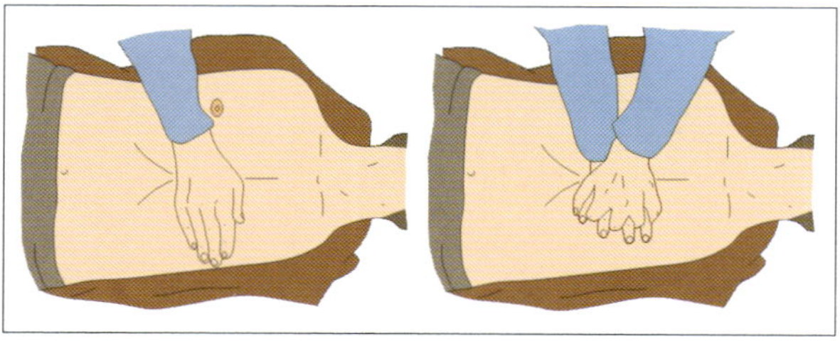

Abb. 33: Druckpunkt und Handhaltung

Der Helfer begibt sich senkrecht über den Patienten und drückt mit gestreckten Armen den Brustkorb um 4 bis 5 cm in die Tiefe. Um die Kraft optimal einsetzen zu können, sollte die Schulter des Helfers senkrecht über dem Druckpunkt sein.

Die Herzdruckmassage erfolgt in einer Frequenz von 100 Kompressionen pro Minute. Kompression und Entlastung sind zeitlich gleichlang. Bei der vollständigen Entlastung wird der Kontakt zum Brustbein gehalten.

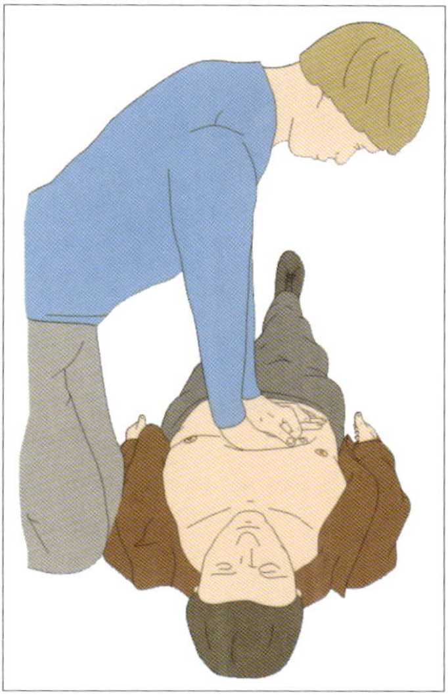

Abb. 34: Haltung bei der Herzdruckmassage

Auf je 30 Kompressionen folgen 2 Beatmungsversuche (30:2-Regel).

Damit keine unnötige Pause zwischen Herzdruckmassage und Beatmung stattfindet, wird die Anzahl der Kompressionen laut mitgezählt – zumindest bei den letzten fünf Kompressionen. So weiß der beatmende Helfer, wann er zu starten hat.

Die Herzdruckmassage ist anstrengend für den Helfer. Sind genügend Helfer verfügbar, sollte alle 2 Minuten abgewechselt werden. Ansonsten können sich beatmender und komprimierender Helfer gegenseitig abwechseln.

Beatmung

Zur Beatmung stehen verschiedene Möglichkeiten zur Verfügung, die sich in der zugeführten Sauerstoffmenge stark unterscheiden.

- Mund zu Mund / Mund zu Nase 16 % O_2
- Beatmungsbeutel 21 % O_2
- Beatmungsbeutel mit Sauerstoff-Zufuhr 40 % O_2
- Beatmungsbeutel mit Sauerstoff und Reservoir > 80 % O_2

Von Sauerstoff-Verbindungen unter Druck, z. B. von Reduzierventilen, müssen Öl und Fett ferngehalten werden, da es ansonsten zu Stichflammen kommen kann. Bei der manuellen Defibrillation, außer beim Einsatz von Klebe-Elektroden, sollten Sauerstoff zuleitende Geräte wie Sauerstoff-Brillen oder Beatmungsbeutel vom Atemweg getrennt und 1 Meter entfernt werden, um eine Entzündung durch Funkenschlag auszuschließen.

Erwachsene werden mit 500 bis 600 ml (6 - 7 ml/kg KG) innerhalb einer Sekunde beatmet. Eine Beatmung mit zu viel Volumen führt zur Magenblähung mit starker Gefahr des Erbrechens. Ferner stört das überflüssige Volumen bei der Herzdruckmassage un den Beatmungen. Nach einer Sekunde zur Ausatmung folgt die nächste Beatmung. Der Helfer, der die Herzdruckmassage durchführt, gibt dem beatmenden Helfer Rückmeldung, ob sich der Brustkorb hebt und senkt.

Kommt es bei der Beatmung zu deutlichem Widerstand, so sollte medizinisches Personal den Mund-/Rachenraum auf mögliche Hindernisse und Sekrete hin untersuchen und ggf. absaugen. Bevor ein Helfer seinen Finger in die Mundhöhle des Patienten einführt, ist unbedingt an einen Beißschutz zu denken. Steht kein Beißkeil oder Ähnliches zur Verfügung, so kann mit dem gekrümmten Zeigefinger der anderen Hand die Wange des Patienten zwischen die Zähne geschoben werden. Sollte der Patient zubeißen, so wird er durch den Schmerzreiz sofort nachlassen – die Finger des Helfers können unversehrt entfernt werden.

Die 2 Beatmungen im Wechsel mit den 30 Kompressionen stellen Beatmungsversuche dar. Sollte die Beatmung nicht gelingen, so wird die Herzdruckmassage nach den beiden Versuchen trotzdem fortgesetzt. Nach den 30 Kompressionen stehen wieder 2 Versuche zur Beatmung zur Verfügung. Bei weiterhin anhaltenden Beatmungsproblemen erfolgt bevorzugt durchgehende Herzdruckmassage bis der Atemweg durch weitere Maßnahmen gesichert ist, z. B. durch Intubation.

Bei der Beatmung Mund zu Mund bzw. Mund zu Nase wird der Kopf des Patienten überstreckt und seine Nase bzw. sein Mund mit den Fingern verschlossen. Der Helfer atmet normal ein und aus, beatmet dann innerhalb einer Sekunde. Sobald der Brustkorb sich hebt, ist genügend Volumen eingebracht. Übermäßige Beatmung steigert drastisch das Risiko einer Magenüberblähung. Bei der Ausatem-Pause beobachtet der Helfer das Senken des Brustkorbs.

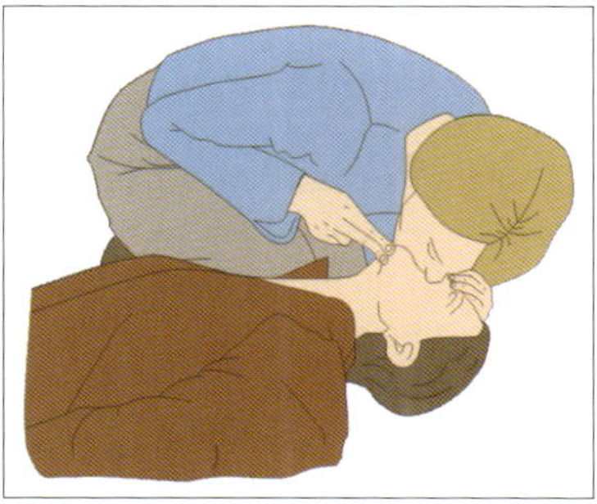

Abb. 35: Mund-zu-Mund-Beatmung

Ein Patient ohne Atmung verfärbt sich im Mundbereich sehr schnell. Auch können sich Luftblasen vor seinem Mund bilden. Zur besseren Überwindung und zum Schutz vor Infektion sollte nach Verfügbarkeit auf Beatmungshilfen zurück gegriffen werden. Mit z. B. dem LifeKey® steht ein Schlüsselanhänger mit einer Beatmungsfolie zur Verfügung, die einfach anzuwenden ist. Ferner gibt es Taschenmasken, die professionellen Beatmungsmasken nahe kommen.

Bei der Nutzung einer Beatmungsmaske mit Beatmungsbeutel wird die Maske mittels C-Griff gehalten. Die Maske wird von der Nasenwurzel her aufgesetzt und dicht auf das Gesicht gepresst. Daumen und Zeigefinger umschließen die Maske in Form eines C. Die restlichen Finger fixieren die Maske am Gesicht durch den Griff unter das Kinn und unterstützen das Überstrecken des Kopfes.

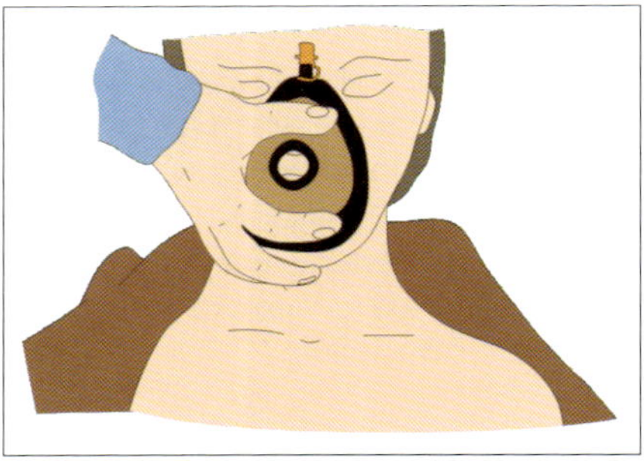

Abb. 36: Masken-Beatmung mit C-Griff

Der Beatmungsbeutel kann am Besten auf dem Oberschenkel des Helfers ausgedrückt werden. Hierzu ist es sinnvoll, dass der Helfer kniend möglichst dicht an die Schulter des Patienten vorrückt und den Kopf des Patienten mit seinen Oberschenkeln umschließt. Bei der Beatmung ist auf das maximale Beatmungsvolumen zu achten. Sobald der Brustkorb sich hebt, ist genügend beatmet worden.

An den Beatmungsbeutel sollte unbedingt Sauerstoff mit maximalem Fluss (15 Liter pro Minute) angeschlossen werden. Die Nutzung eines Reservoir-Systems ist wie am Anfang dieses Abschnitts dargestellt von großem Vorteil.

Optimale Voraussetzung für die Beatmung des Patienten ist sicherlich die Intubation – der direkte Zugang zur Lunge über einen Schlauch, Tubus genannt. Dem gegenüber steht der notwendige zeitliche Aufwand und die vergleichbare Effizienz einer gut durchgeführten Masken-Beatmung. Daher sollte nur intubiert werden, wenn der Ausführende entsprechend geübt ist und der Tubus innerhalb von maximal 30 Sekunden geblockt werden kann. Ansonsten wird der Intubationsversuch abgebrochen und weiter per Beatmungsmaske beatmet. Optimalerweise wird der Tubus bei laufender Herzdruckmassage platziert.

Die Beatmung über Tubus erfolgt in einer Frequenz von 10 Beatmungen pro Minute. Unabhängig hiervon wird die Herzdruckmassage durchgängig, ohne Pausen durchgeführt.

Bei Wiederbelebung ohne Defibrillation wird die schnellst mögliche Intubation angestrebt, damit die Herzdruckmassage durchgängig betrieben werden kann. Bei Defibrillationsbedarf wird zeitnah intubiert, ohne die sonstigen Wiederbelebungsmaßnahmen, eingeschlossen Defibrillation, zu unterbrechen.

Durch neuere Systeme wie Larynxmaske oder Larynxtubus wird die Atemwegssicherung für in der endobronchialen Intubation Ungeübte vereinfacht.

Der Umgang mit diesen beiden System soll hier exemplarisch dargestellt werden. Dies kann eine Unterweisung durch geschultes Fachpersonal und regelmäßiges Training nicht ersetzen.

Vor dem Einführen der Larynxmaske wird der Cuff – der Ballon, der den Tubus gegen den Rachenraum abdichtet – mit der Blockerspritze entlüftet. Auf der Außenseite des Cuffs wird großzügig Gleitmittel aufgetragen.

Der Kopf des Patienten wird überstreckt. Ursprünglich wie ein Stift gehalten, wird die Larynxmaske eingeführt bis ein deutlicher Widerstand zu spüren ist. Der Cuff wird mit Luft geblockt (ml-Angabe auf der Maske oder farbcodierte Spritze). Hierbei sollte sich der Anschluss-Stutzen um wenige Zentimeter aus dem Mund heben.

Nach Kontrolle der Dichtigkeit wird die Larynxmaske mittels einer Binde oder speziellen Fixierhilfen in ihrer Lage gesichert.

Bei Beatmung über die Larynxmaske und ununterbrochener Herzdruckmassage kann es zu Leckagen kommen, sodass wieder in den Rhythmus 30 Kompressionen : 2 Beatmungen gewechselt werden muss.

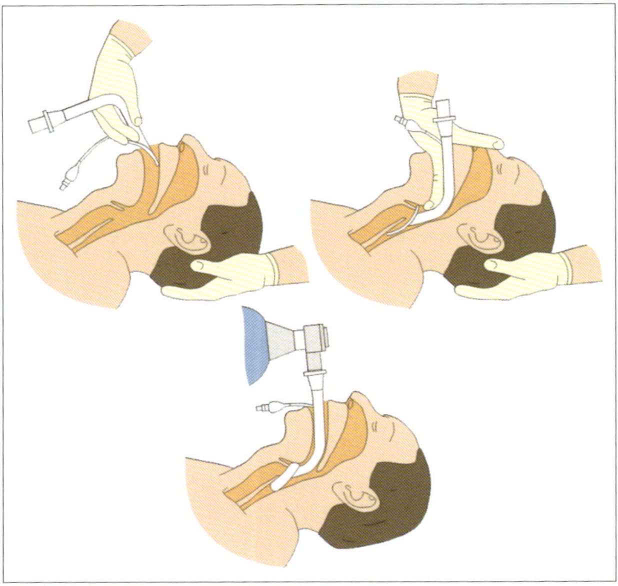

Abb. 37: Einführen der Larynxmaske

Größe	Farbe	Körpergewicht
4,0	variiert je nach Hersteller	50-70 kg
5,0		70-100 kg
6,0		> 100 kg

Abb. 38: Larynxmaske bei Erwachsenen

Larynxmasken mit einem Zusatzkanal für eine Magensonde sind verfügbar.

Der Larynxtubus ist sehr einfach anzuwenden. Nach Befeuchten mit Gleitmittel oder notfalls Wasser wird der Larynxtubus wie ein Stift gehalten und ohne Überstrecken bis zum federnden Widerstand eingeführt. Mit der Blockerspritze wird gemäß der Farbcodierung Luft in die Cuffs gefüllt.

Aufgrund der bereits guten Fixierung durch die beiden Cuffs ist eine zusätzliche Sicherung nicht unbedingt sofort notwendig. Es kann direkt beatmet werden.

Hebt sich der Brustkorb deutlich bei der Beatmung, so muss ferner keine Lagekontrolle stattfinden, da im Gegensatz zum Endobronchial-Tubus eine zu tiefe Platzierung und somit einseitige Belüftung der Lunge ausgeschlossen ist. In seltenen Fällen wird der Larynxtubus in der Luftröhre platziert – dies macht eine Lagekorrektur erforderlich.

In der Variante LTS kann eine Druckentlastung der Speiseröhre über einen zusätzlichen Kanal erfolgen.

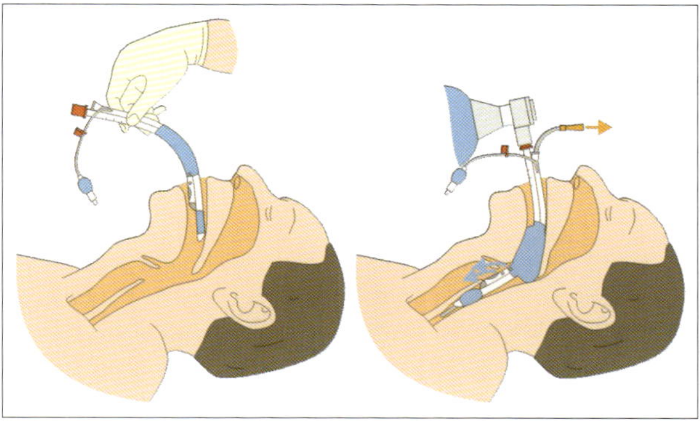

Abb. 39: Einführen des Larynxtubus

Größe	**Farbe**	**Körpergröße**
3	gelb	< 155 cm
4	rot	155 – 180 cm
5	violett	> 180 cm

Abb. 40: Larynxtubus bei Erwachsenen

Defibrillation

Etwa 40 % der Erwachsenen mit Kreislauf-Stillstand weisen im ersten EKG ein Kammerflimmern auf. Dieses resultiert aus unkoordinierten Bewegungen der Herzmuskel-Zellen. Durch einen äußeren Elektroschock können die Bewegungen der Herzmuskel-Zellen wieder in Einklang gebracht werden. Ein Defibrillator sollte daher schnellst möglich die Basis-Wiederbelebung unterstützen.

Vor der Entscheidung, ob ein Elektroschock erfolgen soll, muss ein EKG abgeleitet und beurteilt werden. Aus diesem Grund sollten die früher üblichen „blinden" Defibrillatoren ohne EKG-Anzeige nicht mehr zum Einsatz kommen – zumindest nicht ohne ein zusätzliches EKG-Gerät. Hierbei ist der enorme zeitliche Aufwand zu bedenken.

Defibrilliert wird bei Kammerflimmern oder pulsloser ventrikulärer Tachykardie. Kein Elektroschock erfolgt bei Asystolie oder pulsloser elektrischer Aktivität (PEA).

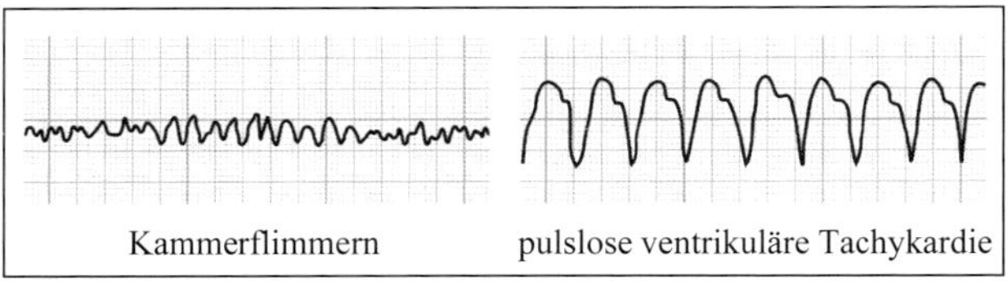

Abb. 41: Defibrillierbare Rhythmen

Gegenüber einem manuellen Defibrillator, bei dem der Arzt die Beurteilung des EKG und die Einstellung der Elektroschocks übernimmt, weist ein Automatischer Externer Defibrillator (AED) den Vorteil auf, dass das Gerät selbst schnell und zuverlässig die Beurteilung des EKG übernimmt und ggf. die Empfehlung zum Elektroschock in entsprechender Stärke abgibt. So kann auch ein Laie sicher defibrillieren.

Der Automatische Externe Defibrillator nutzt zur Ableitung des EKG und Abgabe des Elektroschocks zwei große Klebe-Elektroden. Die Platzierung der Elektroden oder der Paddles bei manueller Defibrillation ist für alle Defibrillatoren identisch.

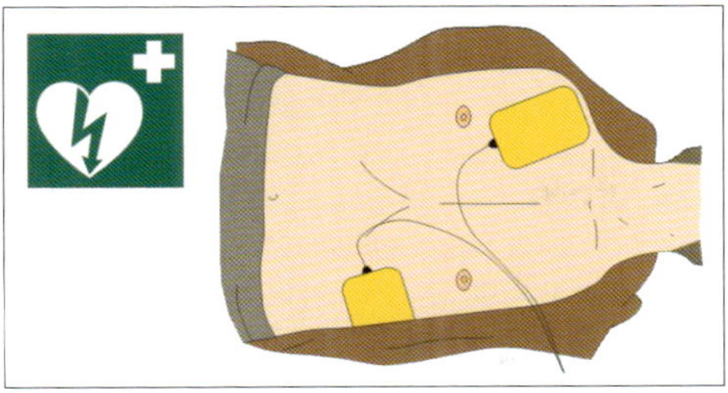

Abb. 42: AED-Symbol und Platzieren der Elektroden

Um die Pause der Herzdruckmassage möglichst gering zu halten, werden einzelne Elektroschocks verabreicht.

Die aktuellen biphasischen Defibrillatoren schicken nicht wie die früher eingesetzten monophasischen Geräte einen einzelnen Stromstoß durch den Körper des Patienten. Sie geben den Stromstoß in einem bestimmten Muster in verschiedene Richtungen ab. Hierdurch resultiert bei einer Energie von 120-200 J eine Erfolgsrate über 90 %.

Biphasisch wird mit 150 bis 200 J gestartet. Eventuell weitere notwendige Schocks erfolgen mit 150 bis 360 J. Bei den älteren monophasischen Geräten wird durchgehend mit 360 J gearbeitet.

Ein Elektroschock führt in den seltensten Fällen direkt zu einem effizienten Rhythmus, bei dem das Herz entsprechend Auswurf produziert – selbst wenn ein normales EKG zu erkennen sein sollte. Daher folgen auf jeden Fall direkt im Anschluss an die Defibrillation zwei Minuten Basis-Maßnahmen bevor der Rhythmus erneut geprüft wird.

Bei erkennbarem implantierten Schrittmacher oder Defibrillator werden die Elektroden mindestens 12 cm vom Implantat entfernt geklebt. Alternativ können die Elektroden leicht links versetzt auf Brustbein und Rücken oder unter den Achseln geklebt werden.

Bei manuellen Elektroschocks über Paddles ist auf die richtige Menge verwendeten Elektrodengels und Brandgefahr durch möglichen Funkenschlag zu achten.

Beim Elektroschock ist Abstand zum Patienten zu halten!

Medikamente

Ein zentraler intravenöser (i.v.) Zugang stellt zwar die optimale Variante zur Verabreichung von Medikamenten dar, ist jedoch zeitaufwändig in der Anlage. Daher wird dem peripheren, großlumigen i.v.-Zugang (möglichst am Hals) in der Wiederbelebungssituation der Vorzug gegeben.

Um die Medikamente bei peripherer Gabe in den zentralen Kreislauf zu bringen, muss dem Medikament mindestens 20 ml Infusionslösung folgen. Unterstützend kann der Arm für 10 bis 20 Sekunden hoch gelagert werden.

Adrenalin: 1 mg wird alle 3 bis 5 Minuten unverdünnt (1:1.000) bei laufender Infusion verabreicht – praktisch nach je 2 Wiederbelebungsblöcken (mit je 5 Zyklen HLW 30:2). Ohne Defibrillation erfolgt die erste Gabe schnellst möglich, bei Defibrillation unmittelbar vor dem dritten Elektroschock.

Amiodaron: 300 mg werden unmittelbar vor dem vierten Elektroschock verabreicht, um die Rhythmus-Störung zu beheben. Ggf. können später erneut 150 mg verabreicht werden. Alternativ kann Lidocain 1 mg/kg KG eingesetzt werden, sofern noch kein Amiodaron im Einsatz war.

Atropin: 3 mg kann bei Asystolie oder pulsloser elektrischer Aktivität verabreicht werden, um eine maximale vagale Blockade zu erreichen.

Ist ein i.v.-Zugang nicht möglich, kann als Alternative der intraossäre (i.o.) Zugang (in den Knochen) gewählt werden.

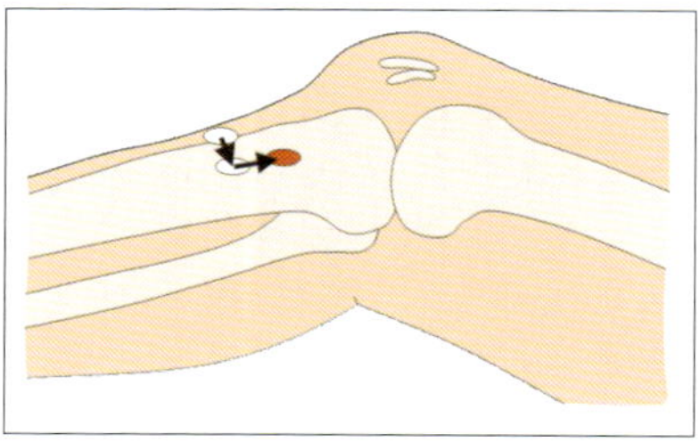

Abb. 43: Intraossäre Punktion beim Erwachsenen

Die bevorzugte Punktionsstelle liegt auf dem Schienbein, seitlich unterhalb der Kniescheibe. Weitere Punktionsstellen finden sich am Knöchel, am Handgelenk oder an der Schulter. Das Auffinden der Punktionsstelle und der Umgang mit dem bevorzugten Punktionsmaterial sollte von geschultem Fachpersonal eingehend erlernt werden.

Zur intraossären Punktion stehen verschiedene Geräte zur Verfügung. Hier wird lediglich eine Auswahl angesprochen.

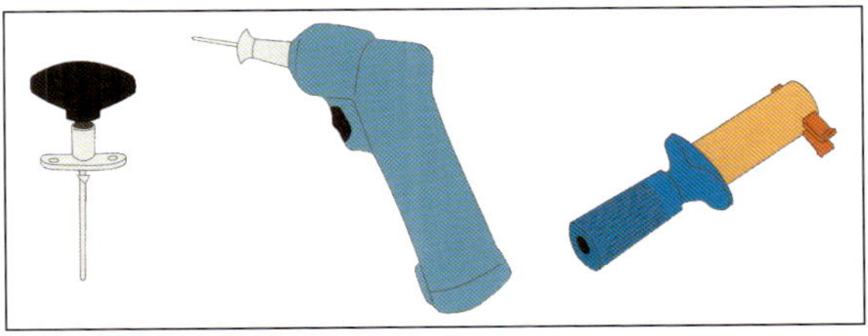

Abb. 44: Geräte zur intraossären Punktion

Die Cook®-Nadel wird durch Muskelkraft in den Knochen eingebohrt. Die EZ-IO® funktioniert wie eine elektrische Bohrmaschine. Bei der Bone Injection Gun™ wird nach Einstellen der Eindringtiefe die Nadel durch einen Feder-Mechanismus in den Knochen geschossen. So liegt innerhalb weniger Sekunden ein sicherer Zugang. Weitere Modelle sind verfügbar.

Über einen intraossären Zugang kann Blut abgenommen werden. Die verabreichten Medikamente wirken vergleichbar schnell zur i.v.-Gabe. Lediglich die schnelle Gabe großer Volumenmenge ist schwierig zu realisieren.

Eine weitere Möglichkeit ist die endobronchiale Medikamenten-Gabe – das Einspritzen in den Tubus des intubierten Patienten mit anschließender kräftiger Beatmung. Der Umfang der Medikamenten-Aufnahme ist hierbei allerdings unsicher.

Die Dosierung z. B. von Adrenalin wird hierzu verdreifacht und in 10 bis 20 ml sterilem Wasser verabreicht.

Ablaufschema

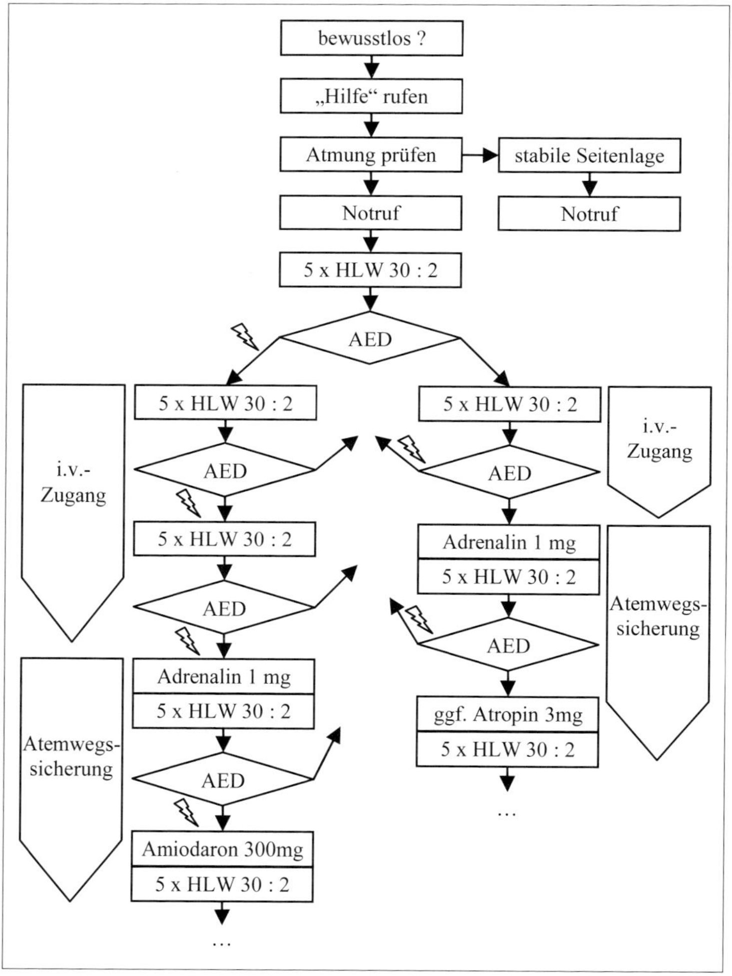

Abb. 45: Wiederbelebung von Erwachsenen

Das Ablaufschema trennt sich nach der Beurteilung durch den Automatischen Externen Defibrillator auf. Bei Elektroschock (⚡) wird nach dem linken Schenkel des Schemas fortgefahren, ohne Elektroschock nach dem rechten Schenkel.

Erfolgt bei einer nächsten Messung des Automatischen Externen Defibrillator eine andere Entscheidung, so wird auf den anderen Schenkel des Ablaufschemas gewechselt.

Bei Defibrillationsbedarf sollten die Medikamente direkt vor dem Elektroschock verabreicht werden. Die Defibrillation darf hierdurch nicht verzögert werden.

Ohne Defibrillation können die erste Dosis Adrenalin sowie Atropin direkt verabreicht werden, sobald ein Zugang verfügbar ist.

Ersticken

Im Vorfeld des Kreislauf-Stillstands kann es zum Ersticken durch so genannte Fremdkörper-Aspiration kommen. Hierbei wird ein Fremdkörper in die Atemwege eingeatmet und verstopft diese zumindest zum Teil. Typischerweise greift sich der Patient an den Hals.

Bei einer milden Atemwegsverlegung kann der Patient noch atmen, sprechen und husten.

Auf die Frage „Haben Sie einen Erstickungsanfall ?“ kann der Patient mit „Ja !“ antworten.

In diesem Stadium wird der Patient ermutigt, weiter kräftig zu husten.

Im Fall einer schweren Atemwegsverlegung hat der Patient eine keuchende Atmung, kann nicht mehr sprechen, zeigt lediglich stille Hustenversuche und kann schnell bewusstlos werden.

Auf die Frage „Haben Sie einen Erstickungsanfall ?“ kann der Patient nur nicken.

In diesem Stadium ist schnelle Hilfe erforderlich.

Zuerst werden Rückenschläge verabreicht.

- Patient vorne über beugen
- Kräftig mit dem Handballen zwischen die Schulterblätter schlagen
- Nach jedem Schlag kurz den Erfolg überprüfen

Die Rückenschläge werden bis zu 5 mal wiederholt.

Wichtig ist das Vorbeugen des Patienten, damit der Fremdkörper bei dem Manöver heraus fällt und nicht tiefer in die Luftwege hinein rutscht.

Sind die Rückenschläge nicht erfolgreich, so folgt das Heimlich-Manöver.

- Hinter den Patienten stellen
- Faust in die Magengegend legen
- Faust mit der anderen Hand umfassen
- Patienten nach vorne lehnen
- Hände kräftig nach innen und oben ziehen
- Nach jedem Manöver kurz den Erfolg überprüfen

Das Heimlich-Manöver wird bis zu 5 mal wiederholt.

Bei ausbleibendem Erfolg erfolgen weiterhin je fünf Rückenschläge und Heimlich-Manöver im Wechsel.

Wird der Patient bewusstlos, so folgt die nächste Stufe.

- Patient auf den Boden legen
- Notruf absetzen
- Herzdruckmassage durchführen – auch bei Patient mit Puls

Durch den hohen Druck, der durch die Herzdruckmassage erzielt wird, kann der Fremdkörper aus den Atemwegen heraus geschleudert werden.

Dieses Verfahren kann auch bei Kindern über einem Jahr angewandt werden.

8. Wiederbelebung bei Kindern

Die ERC-Leitlinie führt neben den Erwachsenen zwei weitere Gruppen auf:

- Kinder (1 Jahr bis Pubertät)
- Säuglinge (jünger als 1 Jahr)

In der Folge steht der Begriff Kind stellvertretend für beide Gruppen, falls der Säugling nicht gesondert erwähnt wird.

Für medizinisches Personal ändert sich im Ablauf der Wiederbelebung wenig im Vergleich zu Erwachsenen.

Wie beim Erwachsenen wird zunächst das Bewusstsein geprüft, um Hilfe gerufen und die Atmung kontrolliert. Beim Säugling kann zur Bewusstseinskontrolle auf die Fußsohlen geklopft werden.

Im Gegensatz zum Erwachsenen liegt bei Kindern mit fehlender Atmung in der Regel kein Herzproblem vor. Daher werden zunächst fünf Beatmungsversuche durchgeführt. Medizinisches Personal sollte bei blockierter Beatmung nach einem Fremdkörper im Mund-/Rachenraum suchen.

Die Atmung wird erneut kontrolliert und ggf. mit der Herzdruckmassage gestartet.

Die Pulskontrolle erfolgt nur durch darin erfahrenes medizinisches Personal zeitgleich zur Atemkontrolle. Beim Kind erfolgt die Pulskontrolle an der Karotis, beim Säugling an der Innenseite des Oberarms. Auch bei einem Kleinkind mit einer Herzfrequenz unter 60 Schlägen pro Minute und deutlich schlechter Durchblutung wird die Herzdruckmassage gestartet.

Thorax-Kompression und Beatmung werden im Verhältnis 15 : 2 durchgeführt, da bei Kindern der Beatmung eine wichtigere Rolle zukommt.

Erst nach einer Minute Basis-Maßnahmen erfolgt der Notruf. Die Wiederbelebung wird sofort wieder aufgenommen.

Sobald ein Defibrillator verfügbar ist, wird dieser in den Ablauf der Wiederbelebung integriert.

Hintergrund der vom Erwachsenen abweichenden Anfangsbehandlung ist das beim Kind überwiegende Atmungsproblem, das den Kreislauf-Stillstand hervorruft. Dieses ist häufig auf einen Fremdkörper in den Atemwegen zurückzuführen.

Die Herzdruckmassage nach den anfänglichen Beatmungsversuchen dient auch der Entfernung eines potentiellen Fremdkörpers aus den Atemwegen – analog zum Vorgehen beim Ersticken, im Stadium des Bewusstlosen.

In den folgenden Abschnitten wird detailliert auf die einzelnen Maßnahmen eingegangen. Hierbei wird vornehmlich auf die Unterschiede zur Wiederbelebung bei Erwachsenen hingewiesen. Am Ende des Kapitels werden die Schritte in einem Schema zusammengefasst.

Bei Unsicherheit oder Wiederbelebung durch Laien sollte bevorzugt nach der bekannten Richtlinie für Erwachsene vorgegangen werden statt die Maßnahmen wegen Zweifeln zu unterlassen.

Beatmung

Kinder werden Mund zu Mund oder auch über Mund und Nase gleichzeitig beatmet, abhängig davon, was am besten dichtet. Hierzu wird der Kopf wie beim Erwachsenen überstreckt.

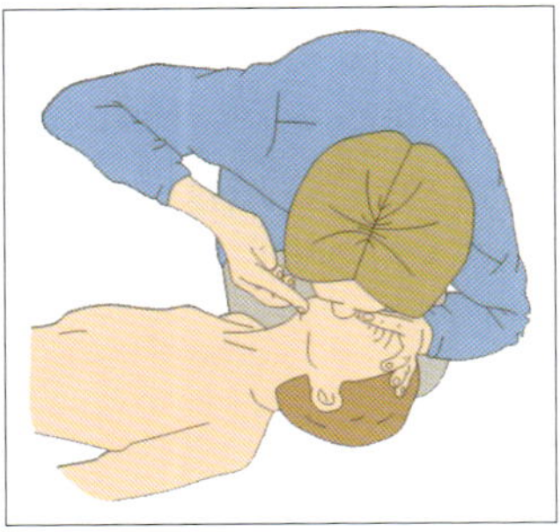

Abb. 46: Beatmung beim Kind

Säuglinge werden über Mund und Nase beatmet. Aufgrund der anders geformten Atemwege wird der Kopf in eine neutrale Position gebracht und nicht überstreckt.

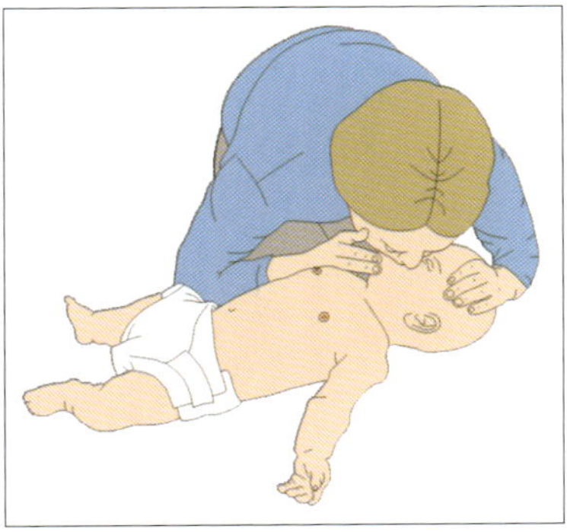

Abb. 47: Beatmung beim Säugling

Der Helfer atmet in beiden Fällen normal ein und aus. Beim folgenden Beatmen beobachtet er das Heben des Brustkorbs, um das notwendige Beatmungsvolumen zu erkennen. Die Beatmung mittels Maske und Beutel sowie bei Intubation erfolgt analog bei reduziertem Volumen.

Güdel-Tuben stehen in vielen Größen zur Verfügung. Die Länge sollte der Entfernung von Mundwinkel bis Kieferwinkel grob entsprechen. Entgegen dem Eindrehen beim Erwachsenen wird der Güdel-Tubus vorsichtig unter Sicht gerade eingeschoben.

Intubierte Kinder und Säuglinge werden in einer Frequenz von 12 bis 20 Beatmungen pro Minute beatmet. Auch Larynxmaske und Larynxtubus sind für Kinder verfügbar.

Größe	Farbe	Körpergewicht
1,0		<5 kg
1,5		5-10 kg
2,0		10-20 kg
2,5	variiert je nach Hersteller	20-30
3,0		30-50
4,0		50-70

Abb. 48: Larynxmaske bei Kindern

Größe	Farbe	Gewicht/Größe
0	transparent	< 5 kg
1	weiß	5-12 kg
2	grün	12-25 kg
2,5	orange	125-150 cm
3	gelb	< 155 cm

Abb. 49: Larynxtubus bei Kindern

Herzdruckmassage

Zur Herzdruckmassage bei Kindern und Säuglingen wird das untere Drittel des Brustbeins um ein Drittel des Brustkorb-Durchmessers eingedrückt.

Beim Kind wird dies je nach Kraftaufwand mit einer Hand oder analog zur Erwachsenen-Wiederbelebung mit zwei Händen durchgeführt.

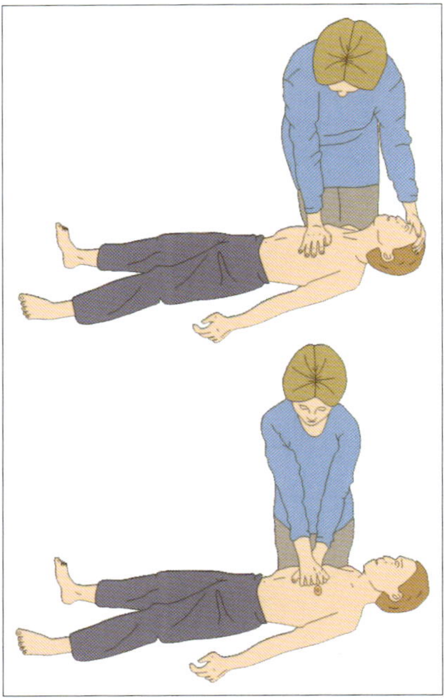

Abb. 50: Herzdruckmassage beim Kind

Beim Säugling erfolgt die Kompression mit zwei Fingern. Ist nur ein Helfer verfügbar, so wird mit Zeige- und Mittelfinger einer Hand gearbeitet. Sind mindestens zwei Helfer vor Ort, so dass ein zweiter Helfer die Beatmung übernimmt, wird der Brustkorb des Säuglings umfasst und der Druck mit beiden Daumen ausgeübt.

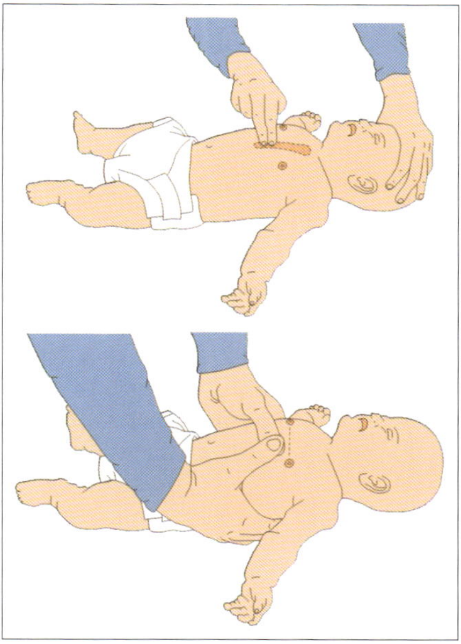

Abb. 51: Herzdruckmassage beim Säugling (Ein- und Mehr-Helfer-Methode)

Die Herzdruckmassage erfolgt mit einer Frequenz von 100 Kompressionen pro Minute.

Auf 15 Kompressionen folgen 2 Beatmungsversuche, da die Beatmung im Vergleich zum Erwachsenen einen höheren Stellenwert hat (15:2-Regel).

Notruf

Der Notruf erfolgt nach fünf Beatmungen und einem Block Basis-Wiederbelebung.

Ist ein Helfer allein, so ist zu überlegen, ob er das Kind zum Telefon tragen kann, um unnötigen Zeitverlust durch den Rückweg zu vermeiden.

Beim Notruf sollte neben den bei Erwachsenen aufgeführten Punkten auf das Alter des Patienten hingewiesen werden, damit sofern verfügbar kindgerechte Ausrüstung mitgebracht werden kann.

Defibrillation

Der Ablauf der Defibrillation erfolgt analog zu den Ausführungen bei Erwachsenen.

Bei Kindern kann auf Defibrillatoren bzw. Elektroden mit Kinder-Modus zurückgegriffen werden. Diese arbeiten üblicherweise mit 50-75 Joule. Bei manueller Defibrillation rechnet man mit 4 J pro kg KG. Bei Kindern ab 8 Jahren bzw. 25 kg KG oder falls kein Automatischer Externer Defibrillator mit Kinder-Modus verfügbar ist, wird ein Erwachsenen-Modell verwendet.

Alter	Körpergewicht	Elektrodengröße
< 1 Jahr	< 10 kg	4,5 cm
1-8 Jahre	10-25 kg	8-12 cm
> 8 Jahre	> 25 kg	Erwachsene

Abb. 52: Elektrodengröße bei Kindern

Sollten die Elektroden in der üblichen Anordnung zu eng benachbart sein, so werden sie auf Herzhöhe leicht links versetzt auf Brust und Rücken platziert.

Medikamente

Zur Dosierung von Medikamenten in der Wiederbelebung von Kindern und Säuglingen liegen sehr wenige fundierte Erfahrungen vor. Dementsprechend spärlich sind die Aussagen hierzu in den Leitlinien.

Adrenalin: 10 µg/kg KG alle 3 bis 5 Minuten
(1 ml Adrenalin auf 9 ml NaCl-Lösung –
pro 10 kg KG 1 ml verabreichen)

Vor allem bei Kindern kommt der intraossären Injektion als Alternative zum i.v.-Zugang steigende Bedeutung zu. Bevorzugt wird auch hier die Punktion am Schienbein.

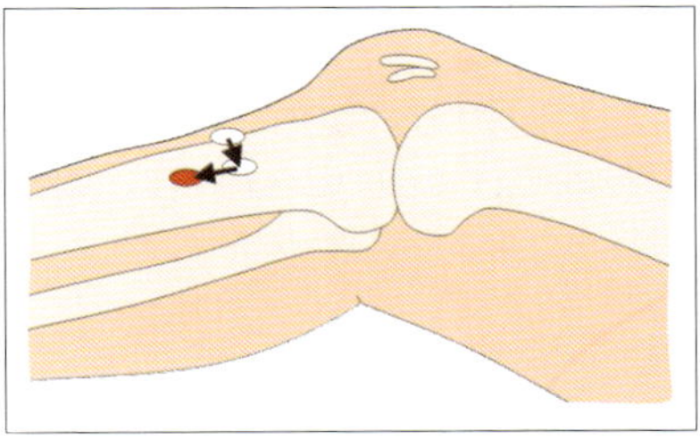

Abb. 53: Intraossäre Punktion beim Kind

Für Kinder stehen Punktionsgeräte mit im Vergleich zum Erwachsenen-Modell kürzeren Nadeln zur Verfügung, z. B. Cook®, EZ-IO® und Bone Injection Gun™.

Eine weitere Möglichkeit ist die endobronchiale Medikamenten-Gabe beim intubierten Kind. Die Dosierung z. B. von Adrenalin wird hierbei verzehnfacht und in sterilem Wasser verabreicht.

In welchem Umfang die Medikamente in den Kreislauf übernommen werden, ist völlig unklar.

Ablaufschema

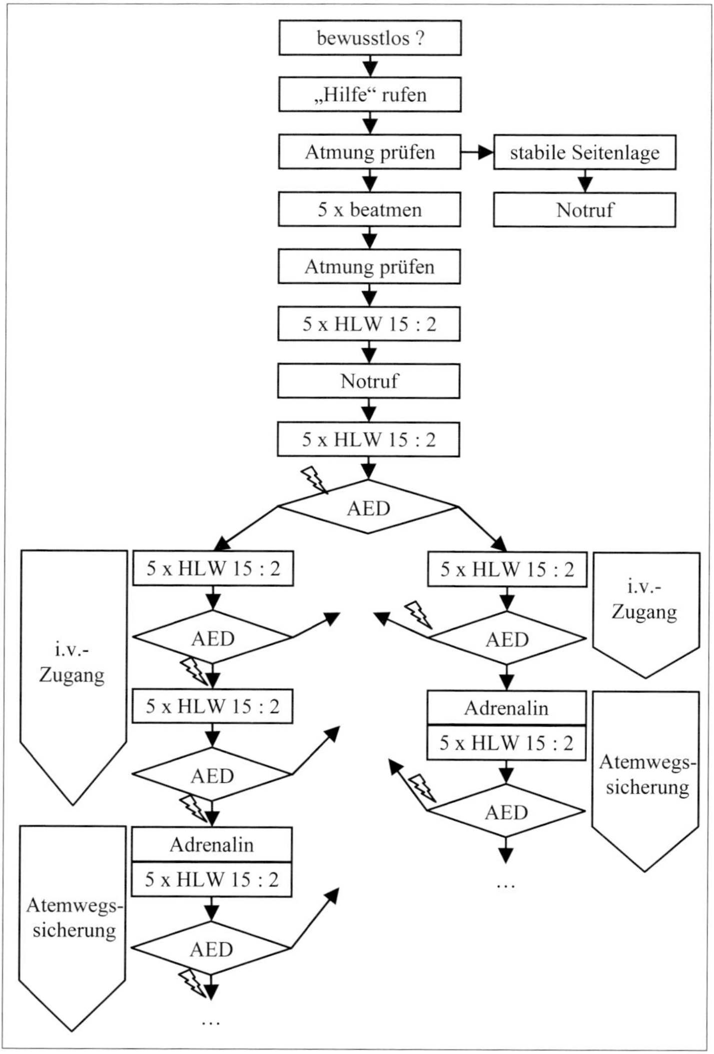

Abb. 54: Wiederbelebung von Kindern

Das Ablaufschema trennt sich nach der Beurteilung durch den Automatischen Externen Defibrillator auf. Bei Elektroschock (↯) wird nach dem linken Schenkel des Schemas fortgefahren, ohne Elektroschock nach dem rechten Schenkel.

Erfolgt bei einer nächsten Messung des Automatischen Externen Defibrillator eine andere Entscheidung, so wird auf den anderen Schenkel des Ablaufschemas gewechselt.

Bei Defibrillationsbedarf sollten die Medikamente direkt vor dem Elektroschock verabreicht werden. Die Defibrillation darf hierdurch nicht verzögert werden.

Ohne Defibrillation können die ersten Medikamente direkt verabreicht werden, sobald ein Zugang verfügbar ist.

Abbildungsverzeichnis

Sachverzeichnis

Notizen

Notizen

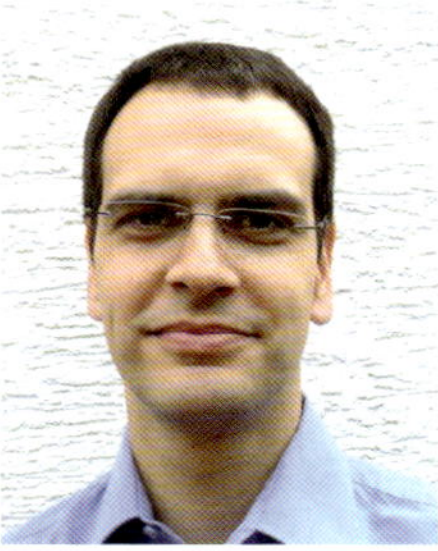

Dr. Wolfgang Exel, *1969 ist als promovierter Chemiker seit 1998 im Außendienst eines internationalen Pharmakonzerns tätig.
Über 13 Jahre sammelt er Erfahrung im Rettungsdienst und hat als Rettungsassistent leitende Funktionen inne.
Seit 2005 schult er Ärzte in der Vortragstechnik und dem Umgang mit PowerPoint®.
Seit 2006 ist er mit seinem Seminar zur Hyposensibilisierung in Arztpraxen tätig. 2007 werden die Seminare um die Notfall-Behandlung erweitert.
Seit 2009 ist er auf Kongressen als freiberuflicher Referent zu Notfall- und Praxis-Management tätig. Seine Schwerpunkte sind Notfall-Seminare und Kommunikationstrainings.